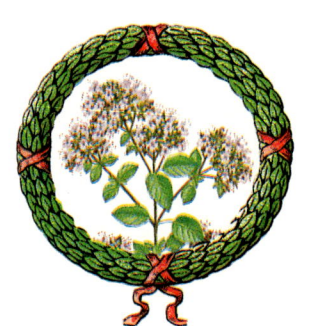

Medizin
im
Grünen

Dieter Schittenhelm

Medizin im Grünen

*Das Gesundheits-
gärtlein
der
Heilpflanzen*

Zeichnungen von
Hermann Fay

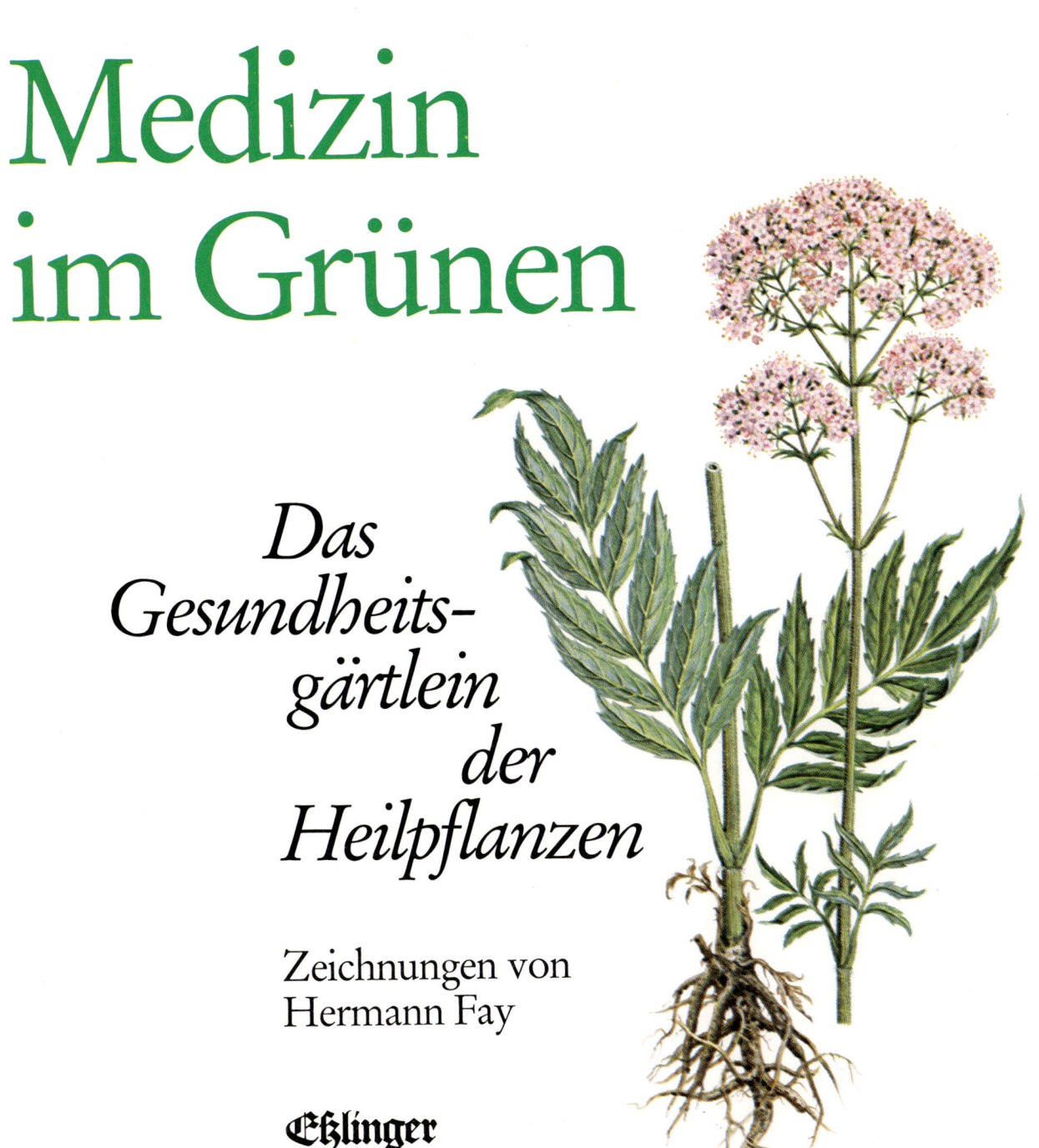

Eßlinger

Inhalt

© Verlag J. F. Schreiber,
Postfach 285,
7300 Esslingen
© der deutschsprachigen
Ausgabe: Österreichischer
Bundesverlag, Wien
Herausgeber: Rolf Lohberg
Die historischen Pflanzen-
zeichnungen in ihren
Rahmen entstanden um die
Jahrhundertwende, nach
A. Dinand, dem
ehemaligen Geschäftsführer
des Kneipp-Bundes.
Alle Rechte vorbehalten.
ISBN 3-215-07072-3

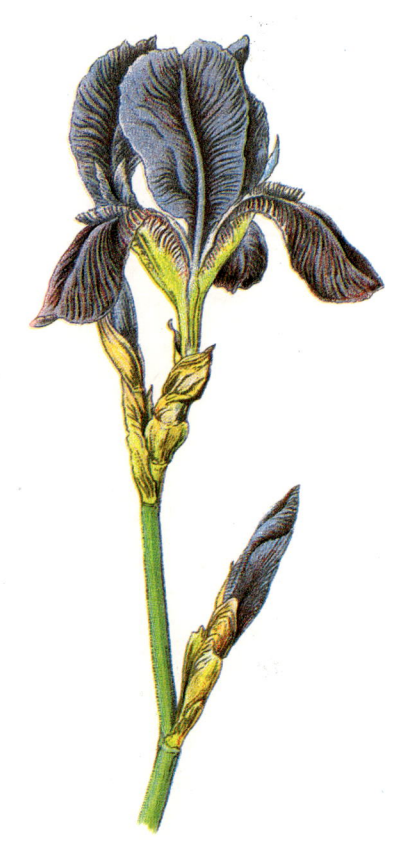

Von diesem Buch und seinem Autor

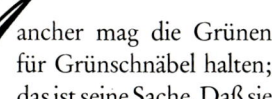

Mancher mag die Grünen für Grünschnäbel halten; das ist seine Sache. Daß sie kräftig und unbekümmert mitgeholfen haben, laut zu protestieren, wo Vater Staat Mutter Natur vernachlässigte – das steht außer Frage. Und wenn wir in den nächsten Jahren viele von den Pflanzen, die Sie auf den folgenden Seiten abgebildet sehen, auch unter freiem Himmel noch betrachten dürfen, dann können sich die Grüngesonnenen einiges davon gutschreiben.

Manche dieser Pflanzen wird man freilich nicht mehr häufig sehen können. Seitdem die Natur immer wieder aus ihrem Gleichgewicht gestoßen wird, ziehen sie vor, sich zurückzuziehen.

Viele Heilpflanzen, die vor acht Jahrzehnten noch alle Lehrbücher schmückten, kennt heute niemand mehr. Wenn Sie in diesem Buch blättern, werden Sie feststellen, daß wir hier und da auf eins dieser betagten Werke zurückgegriffen haben. Freilich nur dort, wo die abgebildeten Pflanzen noch aktuell sind. Wir drucken die Bilder, die wir mehr oder weniger zufällig in den Archiven des Verlags J. F. Schreiber fanden, aus nostalgischer Freude. Aber auch, weil sie so wunderschön gezeichnet sind.

Leider konnten wir diese historischen Zeichnungen nicht so drucken, wie das um die Jahrhundertwende alltäglich war und wie sie es eigentlich verdient hätten. Sie waren nämlich nicht vierfarbig angelegt, wie das heute üblich ist, sondern in weit mehr Tönen. Man hatte damals keine Bedenken, solche Zeichnungen auch neun- oder zwölffarbig zu drucken – etwa mit verschiedenen Braunschattierungen, wenn es die Zweig- oder Wurzelstruktur so wollte. Um den Mehrpreis kümmerte man sich nicht; der war gering. Heute wäre ein Buch, das so entsteht, gar nicht mehr zu bezahlen.

Um diese Darstellungen zu würdigen, die um die Jahrhundertwende von der Naturskizze zum Kunstwerk wurden, haben wir sie jeweils mit einem Rähmchen versehen. Und uns von unserem Fachautor, dem Pharmazierat Schittenhelm, bestätigen lassen: Jawohl, die Darstellungen könnten heute nicht exakter sein.

Als ich den Dr. Dieter Schittenhelm kennenlernte, war er noch kein Pharmazierat. Da kam er, als junger Mann, gerade aus Mexiko zurück. Dort hatte er die deutsche Olympiamannschaft pharmazeutisch beraten; das muß wohl schon einige Jahre her sein. Seine Hinwendung zum Olympischen geschah ihm durch seine spätere Frau, die (ebenfalls eine studierte Apothekerin) in Mexiko für die deutschen Farben über Hürden spurtete.

Die Neigung zur schnellen Beinbewegung behielt Dieter Schittenhelm bei; er rennt durch die Gegend, so oft es geht, ist inzwischen Lauftrainer und lernt auf diese Weise mehr und schneller weite Teile der Landschaft kennen als andere Menschen. Das nützt ihm. Er weiß, wo etwas wächst. Und wenn etwas dort nicht wächst, wo es wachsen sollte, pflanzt er es an. So ist er gegenwärtig im württembergischen Schönbuch tätig, um – im Verein mit verständnisvollen Forstleuten – Heilpflanzen wieder einzusetzen, die Unverstand ausgerottet hat.

Inzwischen ist er nun Pharmazierat, unterrichtet nachwachsende Apotheker und verwirrt sie durch eine schier unglaubliche Bildung. Er ist eine wandelnde Volkshochschule und gewöhnt, Medizin im alten Sinne humanistisch zu sehen. Vielleicht bringen wir gelegentlich ein Buch heraus, das zeigt, wo die abendländische Malerei Heilpflanzen in ihre Szenarien geschmuggelt hat. Wir brauchen da nicht lange zu suchen; Dieter Schittenhelm weiß es auswendig.

Er gehört – ohne jede Spintisiererei oder auch nur einen Hauch fanatischer Denkart – zu den medizinisch-pharmazeutischen Wissenschaftlern, die, wo immer es möglich ist, zahlreiche segensreiche Einfälle von Mutter Natur für besonders heilwirksam halten.

Auf diese Weise hat er mich dazu gebracht, die Pharmazie wieder als etwas Lobenswertes zu begreifen. Tabletten stehe ich mißtrauisch gegenüber. Gerade, daß ich Aspirin noch gelten lassen will. Aber das besteht ja, wie ich seit diesem Buch weiß, auch nur aus Bestandteilen der Spierstaude und des Weidenstrauchs.

Rolf Lohberg

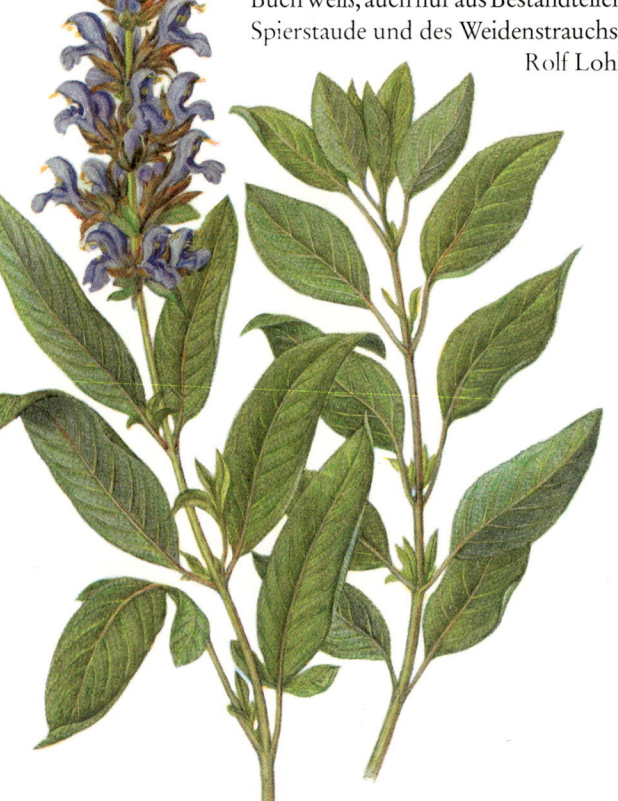

Damit wir uns richtig verstehen

Selbst ein populär geschriebenes Buch wie dieses kommt ohne Fachwörter nicht aus – schon weil man auf den Gebieten von Chemie und Pharmazie oft keine deutschen oder leicht ins Deutsche übertragbaren Begriffe kennt. Um Ihnen das Nachschlagen im Konversationslexikon zu sparen (oder den Ärger darüber, daß dieses auch nichts weiß), geben wir Ihnen hier einige Erklärungen mit auf den Weg durch die folgenden hundert Seiten.

Beginnen wir mit den Mineralstoffen, weil das Wort noch ganz verständlich klingt; das sind anorganische Bestandteile (im Gegensatz zu den organischen), die bei

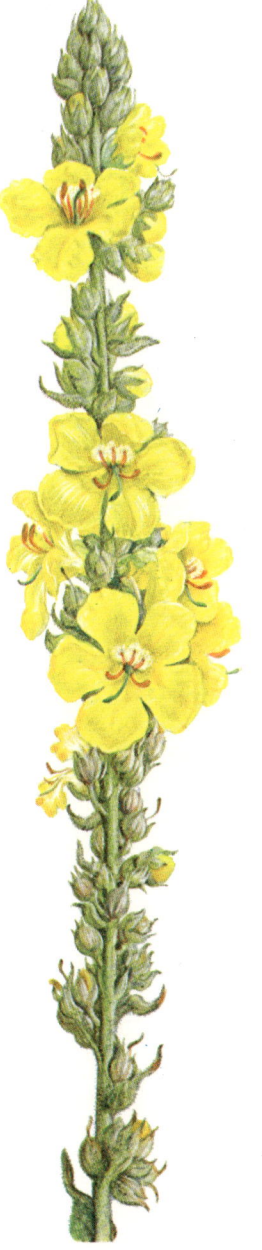

Lebewesen häufig eine Rolle spielen. Pflanzen nehmen sie aus dem Boden auf. Ätherische Öle sind in fast jeder Pflanze enthalten, doch Heilpflanzen müssen mindestens 0,1 Prozent davon besitzen – sonst gelten sie nichts. Diese Öle riechen stark und setzen sich oft aus mehr als 50 verschiedenen Substanzen zusammen.

Unter Alkaloiden versteht man Basen – das sind keine weiblichen Vettern, sondern das exakte Gegenteil von Säuren. Sie entstehen in vielen Pflanzen (meist als Abfall beim Eiweiß-Stoffwechsel) und sind medizinisch sehr wirksam. Zur Tee-Therapie eignen sich Pflanzen mit viel Alkaloiden allerdings nicht.

Als Flavone bezeichnet man gelbe Pflanzenfarbstoffe („gelb" heißt auf lateinisch „flavus"). Von ihnen leiten sich Flavonoide ab, die unter anderem für die Dichtigkeit der Blutgefäße wichtig sind. Sie bewirken aber auch, daß Vitamin C, das aus Früchten stammt (und dem sie von Natur aus beigemischt sind) von Menschen besser genutzt wird als Vitamin C, das künstlich hergestellt wurde.

Die Glykoside bilden eine große Gruppe pflanzlicher Stoffe, die hochempfindliche Substanzen stabilisieren und schädliche Stoffwechselprodukte in der Pflanze entgiften können. Auch die Saponine gehören zu den Glykosiden. Sie (ihr Name kommt vom lateinischen „Sapo", das Seife bedeutet) ergeben, in Wasser gebracht, eine seifenähnliche, schäumende Lösung. Sie können lästigen Schleim verflüssigen. Außerdem aber, und darin liegt ihre größte Bedeutung, steigern sie (beispielsweise in einem Tee) die menschliche Aufnahmefähigkeit für andere pflanzliche Wirkstoffe, so daß von diesen oft eine winzige Menge genügt, um heilend zu wirken.

Wenn in diesem Buch von Schleimstoffen die Rede ist, klingt das etwas unappetitlich – aber Pflanzenschleime gehören zu den wichtigsten Heilmitteln. Sie wirken reizmildernd, indem sie menschliche Schleimhäute mit einer Schutzschicht überziehen, unter der Entzündungen aus-

heilen können; sie dämpfen katarrhische Reizzustände in den Luftwegen, schützen die Magenwand und tun überhaupt viel Gutes, wo man sie auch hinbringt.

Gerbstoffe wirken auf andere Art: Sie schützen Schleimhäute vor Reizung, indem sie Eiweißstoffe binden und in widerstandsfähige Substanzen verwandeln, wodurch Bakterien der Nährboden entzogen wird. Das ist kaum anders als beim Gerben, mit dem man Leder auf Jahrzehnte haltbar macht (allerdings mit Gerbstoffen, die für unsere Haut kein Labsal mehr wären).

Um sich Heilpflanzen medizinisch dienstbar zu machen, gibt es eine Reihe von Methoden. Die üblichste ist, sich (aus frischen oder getrockneten Pflanzenteilen, aus Blättern oder Blüten) Tee zu bereiten. Den kann man natürlich trinken; oft aber ist es auch nützlich, seinen Dampf zu inhalieren oder Kompressen damit zu befeuchten.

Manche Heilstoffe wirken gut in Tinkturen, die man längere Zeit aufbewahren kann. In hochprozentigem Alkohol, den man in der Apotheke kauft, lassen Sie Pflanzenteile (die im allgemeinen getrocknet und dann pulverisiert wurden) einige Tage ziehen. Zuweilen gibt man auch frischgepreßten Pflanzensaft in den Alkohol. Diese Tinkturen – gut gefiltert – sind konzentrierte Kräuterauszüge. Man nimmt sie tropfenweise und behält sie möglichst lange im Mund, weil dort die Schleimhäute viele Wirkstoffe am besten aufnehmen.

Eine andere Möglichkeit, vor allem für Kinder: Sie bereiten Heilsirup. Dazu werden die Kräuter 24 Stunden in einem Viertelliter Wasser eingeweicht, dann ausgepreßt und mit einem Pfund braunem Naturzucker vermischt, den man vorher durch Erhitzen flüssig werden läßt. Diesen Sirup können Sie löffelweise nehmen. Oder in Kräutertee geben. Und er hält sich wochenlang.

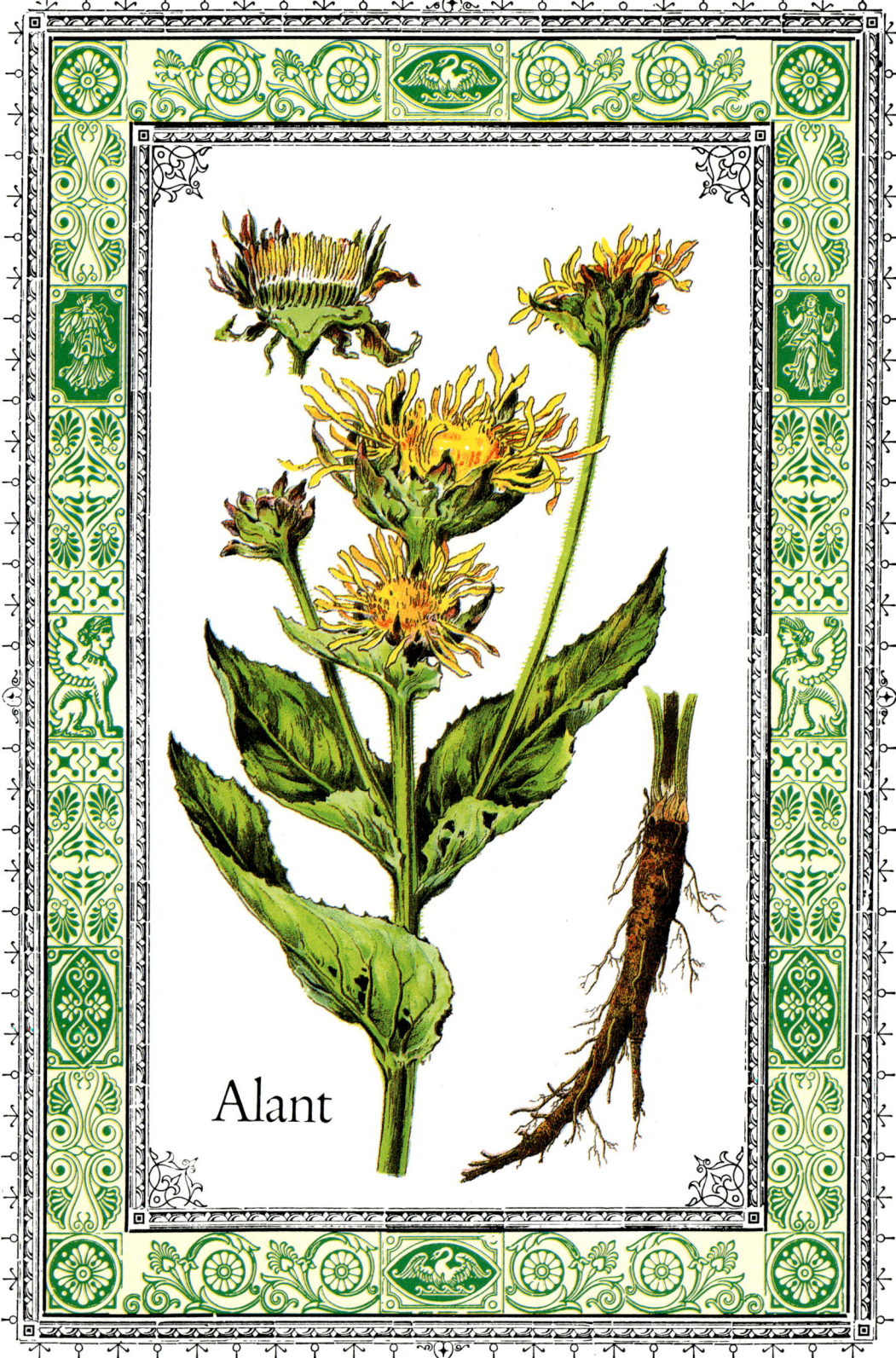

Alant

Alant

Inula helenium

Die schöne Helena von Troja weinte, weil man sie entführt hatte. Wo ihre Tränen niederfielen, wuchs der Alant. So will's die Sage. Sein Name soll aus einer Verzerrung des Wortes „Helena" entstanden sein.

Der Alant ist der große Bruder der Margerite, er wird bis zu anderthalb Meter groß. Die Pflanze wird seit langer Zeit in europäischen Arzneigärten gezogen. Ihre Heimat ist Zentralasien, sie wächst aber auch bei uns verwildert im Ufergebüsch, auf feuchten Wiesen und an Weiderändern. Sie blüht vom Frühling bis in den späten Herbst.

Im März und April sowie im Oktober und November werden die außen grauschwarzen, innen gelblichweißen Wurzelstöcke mit den fleischigen Nebenwurzeln gesammelt. Sie enthalten das stärkeähnliche Kohlehydrat Inulin (das nach dem botanischen Namen des Alants benannt wurde) – eine Zuckerart, die für den menschlichen Körper keinen Nährwert hat und den Zuckerspiegel im menschlichen Blut nicht ansteigen läßt. Deswegen benutzt man Inulin bei Zuckerkranken.

Um aus Alant Hustentee zu machen, übergießt man einen gehäuften Teelöffel getrockneter Wurzeln mit einem Viertelliter kochendem Wasser. Diesen Aufguß läßt man fünf Minuten ziehen und seiht dann ab. Davon soll man bis zu vier Tassen täglich – mit Honig gesüßt – in kleinen Schlucken trinken. Früher überzog man Stücke der Alant-Wurzel mit Zucker und gab sie Kindern als Hustenbonbons. Das können Sie auch heute noch machen. Sie kochen die frischen Wurzelstücke in einer Mischung aus Zucker und Honig, bis sie ganz vom Sirup durchtränkt sind. Achten Sie aber darauf, daß der Zucker nicht braun wird! Sonst schmeckt er bitter.

Den Alant findet man in vielen Hustensäften. Das in ihm enthaltene ätherische Öl fördert den Auswurf und hilft bei Krämpfen der Luftröhrenmuskulatur, bei Atembeschwerden sowie bei Asthma. Durch die Bitterstoffe wird auch das Allgemeinbefinden gebessert und der Appetit angeregt.

Andorn

Marrubium vulgare

Marrubium, der lateinische Name, kommt vom jüdischen „Marrob". Das bedeutet „bitterer Saft". Dieser Saft wurde aus fünf bitteren Kräutern gebraut und beim jüdischen Passahfest getrunken. Der Andorn war eines der fünf Kräuter.

Die Heimat des Andorn ist eigentlich Südeuropa, doch man findet ihn auch in unseren Breiten.

Im alten Ägypten galt er als Mittel gegen allerlei Gifte; er wurde von den Priestern „Samen des Horus" genannt. Horus war der Welt- und Lichtgott, der vor allem Kinder vor Gefahren schützte.

Benediktinerabt Walahfrid Strabo schrieb: „Sollten dir Stiefmütter je feindselig bereitet Gifte mischen in das Getränk oder trügenden Speisen verderblich Eisenhut mengen, so scheucht ein Trank heilkräftigen Andorns, unverzüglich genommen, die drohenden Lebensgefahren."

Die Germanen hielten noch mehr vom Andorn. Er war dem Donnergott Thor geweiht und sollte vor Feinden, Gespenstern, Wald- und Berggeistern schützen. Heute gilt der Andorn als gutes Lungenmittel. Man nimmt ihn bei trockenen Katharren, Keuchhusten, Bronchitis und Altershusten. Der Bitterstoff der Pflanze bewirkt außerdem eine Steigerung des Appetits, regt die Lebersekretion und den Gallefluß an. Dadurch wird die Verdauung verbessert.

Man sammelt die oberen Teile der Pflanze zur Zeit der Blüte im Juni und im Juli und macht Tee daraus. Dazu übergießt man zwei gehäufte Teelöffel des getrockneten Krautes mit einem Viertelliter kochenden Wassers. Nach drei Minuten seiht man ab und trinkt davon drei bis fünf Tassen am Tag.

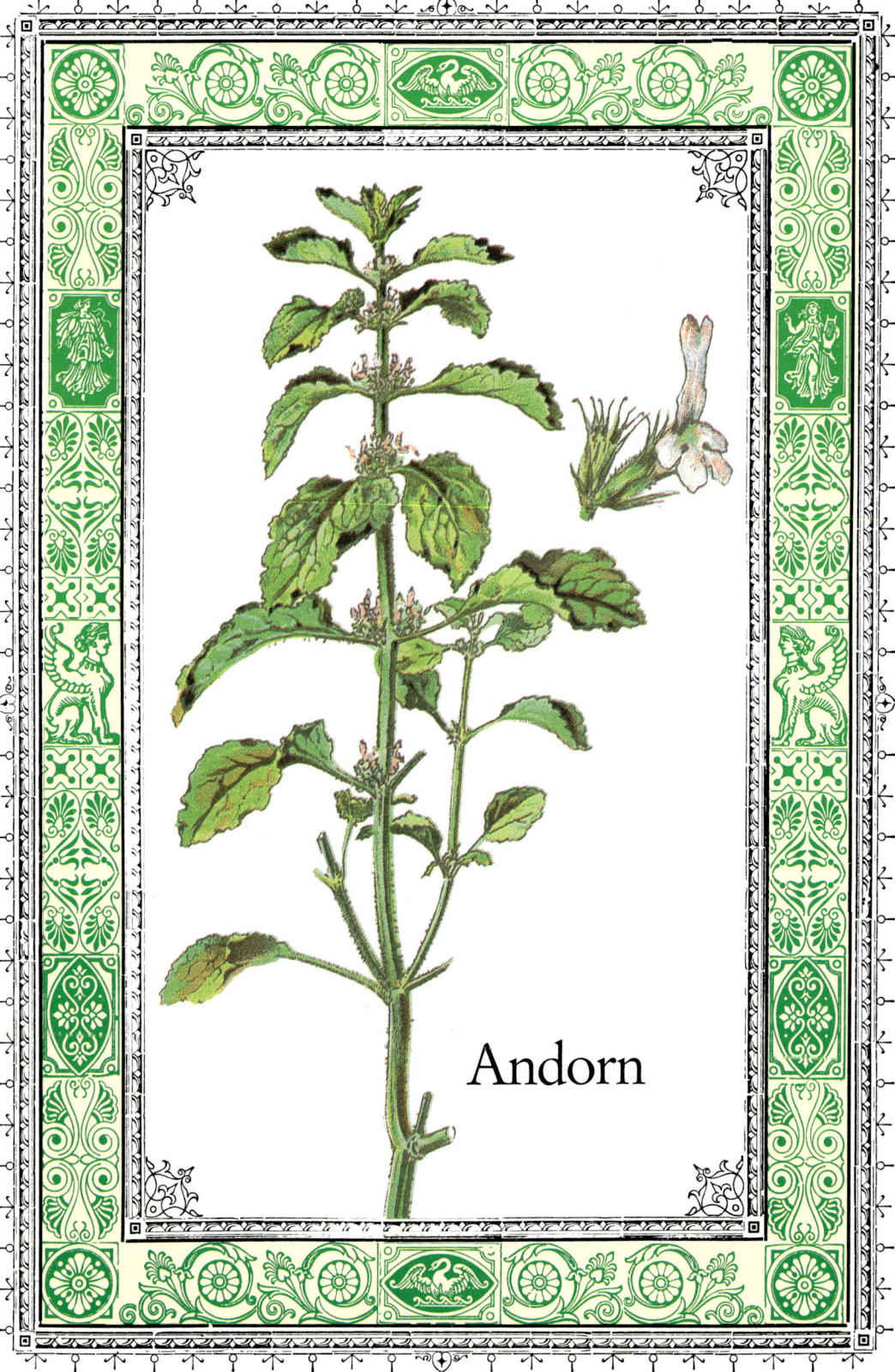

Andorn

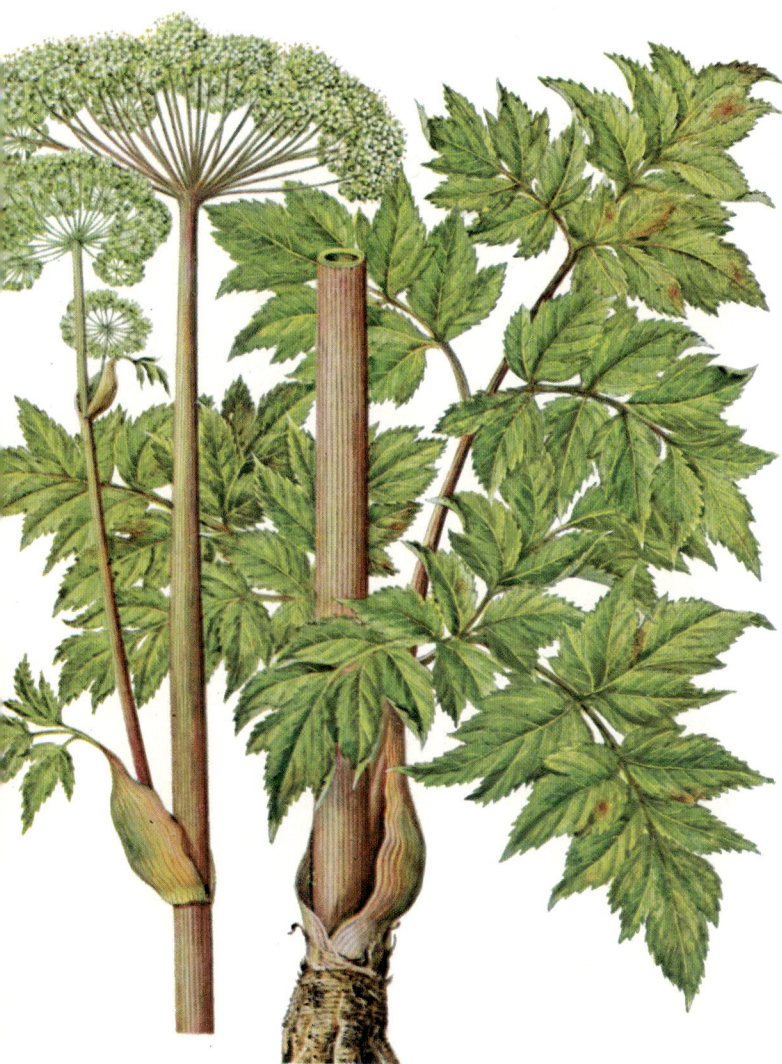

als im Juli oder August blühen sehen. Die Engelwurz wächst wild an Bach- und Flußufern. Man sammelt die Wurzelstökke mitsamt den Nebenwurzeln im September und Oktober. Sie enthalten unter anderem ätherische Öle, Gerb- und Bitterstoffe. Ihr bitter-würziger Geschmack ist in manchen Magenlikören sehr beliebt, darunter im Benediktiner. Durch das blähungstreibende und darmentspannende ätherische Öl ist die Engelwurz auch wirklich ein gutes Mittel, um die Verdauung anzuregen, und entwickelt vor allem im Darm desinfizierende Eigenschaften. Sie wirkt ähnlich wie der Kalmus, von dem an anderer Stelle die Rede ist.

Zur äußerlichen Anwendung taugt die Engelwurz nicht; sie schadet sogar. Denn das in ihrem ätherischen Öl enthaltene Furocumarin macht die menschliche Haut überempfindlich gegen Sonnenlicht; in der Sonne kann man einen Ausschlag bekommen, eine Photodermatitis. Das passiert sogar, wenn man zuviel von der Engelwurz schluckt.

Um Tee zu kochen, übergießt man geschnittene, getrocknete Wurzeln mit kochendem Wasser: ein Viertelliter auf einen gehäuften Eßlöffel. Der Tee soll zugedeckt an einem warmen Ort eine Viertelstunde ziehen.

Angelika oder Engelwurz

Angelica archangelica

Der lateinische Name ist ein wenig übertrieben: „Angelica archangelica" bedeutet „die erzengelartige Engelhafte". Dafür gibt's eigentlich keinen Grund – abgesehen davon, daß die Engelwurz einem ausgerenkten Magen guttut. Immerhin wird von altersher berichtet, ein Erzengel habe einen Einsiedler auf die Kräfte der Pflanze aufmerksam gemacht. Und das muß wohl der Erzengel Michael gewesen sein, denn vielerorts glaubte man, die Engelwurz blühe präzise an dessen Festtag. Das ist jedoch auch botanisch eine Sage, denn dieser Festtag ist der 29. September, und noch niemand hat die Engelwurz anders

Anis

Pimpinella anisum

Die Heimat des Anis liegt in Ägypten und Syrien. In östlichen Mittelmeerländern wächst er wild auf kalkhaltigen, sonnigen Böden. In Deutschland wird er auf Feldern angebaut. Seine gelb-grauen Spaltfrüchte werden von August bis September geerntet.

15

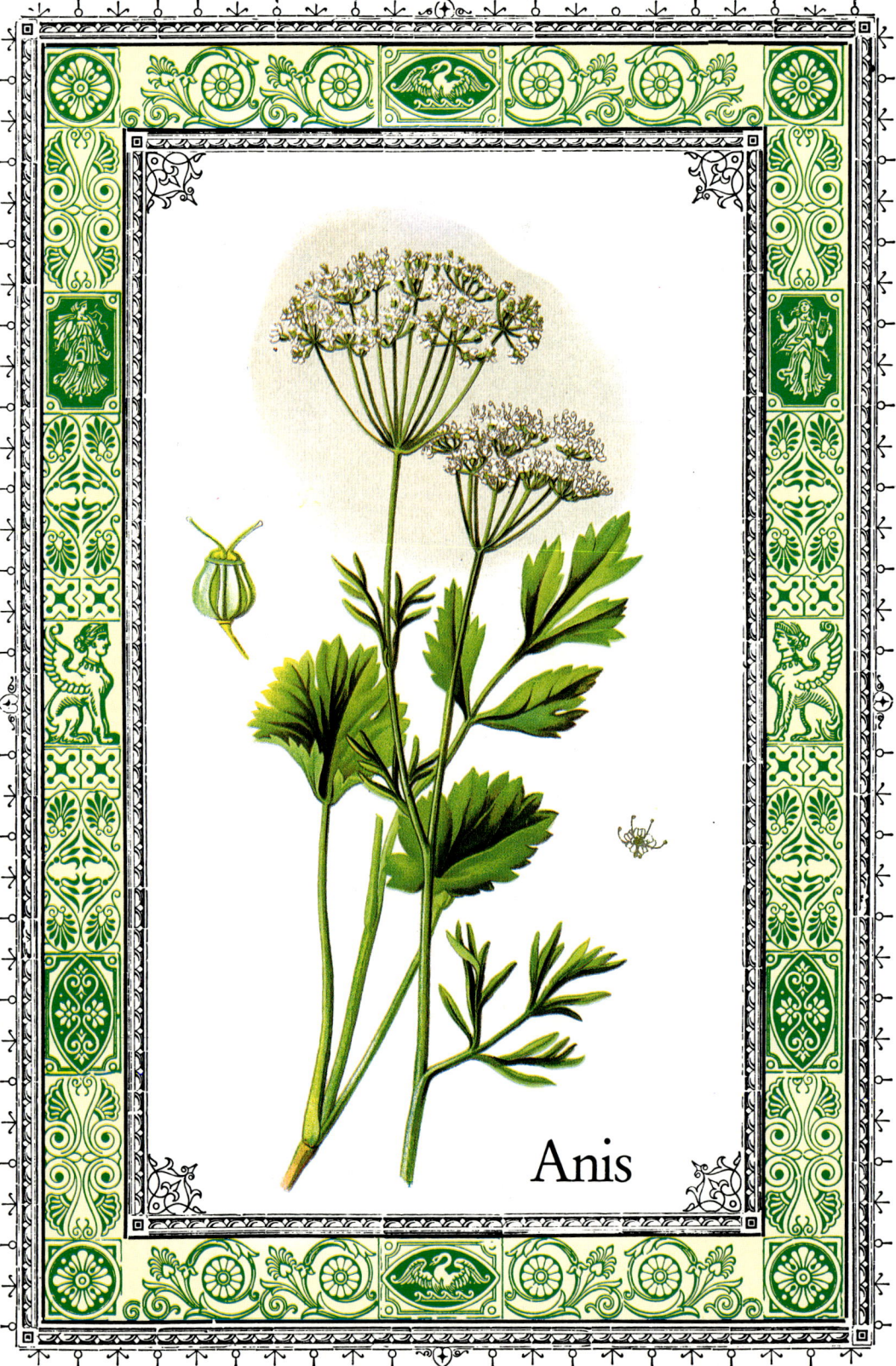

Anis

Das Anisöl wirkt auf die Drüsen, die Magensaft produzieren. Das verbessert die Verdauung. Das Öl stärkt den Magen, entkrampft den Darm und treibt Blähungen hinaus.

Für Anis-Tee zerdrückt man einen gehäuften Teelöffel Anisfrüchte und übergießt diese mit einem Viertelliter kochendem Wasser. Nach zehn Minuten seiht man ab. Gegen Blähungen trinkt man den Tee ungesüßt, bei Husten nimmt man Honig dazu. In jedem Fall sollte man mehrere Tassen trinken – eine allein bewirkt wenig.

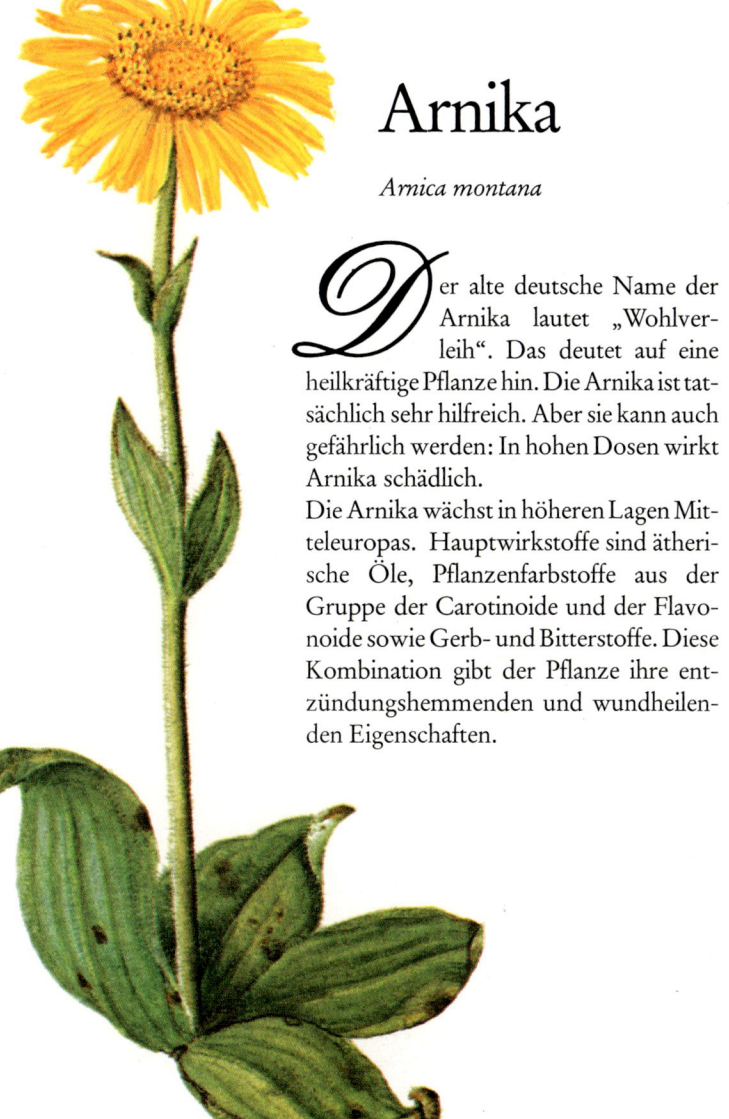

Arnika

Arnica montana

Der alte deutsche Name der Arnika lautet „Wohlverleih". Das deutet auf eine heilkräftige Pflanze hin. Die Arnika ist tatsächlich sehr hilfreich. Aber sie kann auch gefährlich werden: In hohen Dosen wirkt Arnika schädlich.

Die Arnika wächst in höheren Lagen Mitteleuropas. Hauptwirkstoffe sind ätherische Öle, Pflanzenfarbstoffe aus der Gruppe der Carotinoide und der Flavonoide sowie Gerb- und Bitterstoffe. Diese Kombination gibt der Pflanze ihre entzündungshemmenden und wundheilenden Eigenschaften.

Die größte Bedeutung hat die Arnika in der äußeren Anwendung bei Blutergüssen, Quetschungen, Zerrungen und Verstauchungen sowie bei rheumatischen Muskel- und Gelenkschmerzen. Da reibt man mit Arnika-Tinktur ein.

Augentrost

Euphrasia officinalis

Der Name sagt's: Augentrost lindert entzündliche Erkrankungen der Augen, der Lider und der Bindehäute. Und er tröstet ermüdete Augen – zwar ersetzt er keine Brille, aber er läßt die natürliche Sehkraft, die durch Überanstrengung nachläßt, wieder wirksam werden.

Die Pflanze wächst auf trockenen Wiesen und Berghängen. Sie ist ein Halbschma-

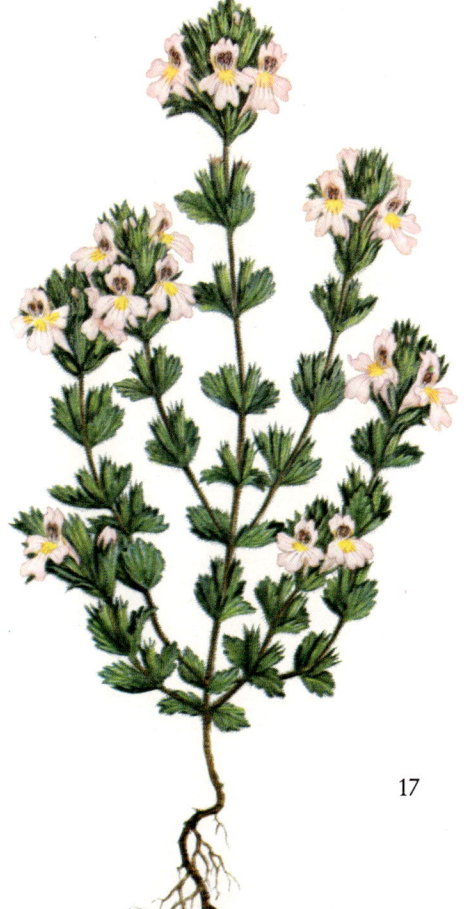

17

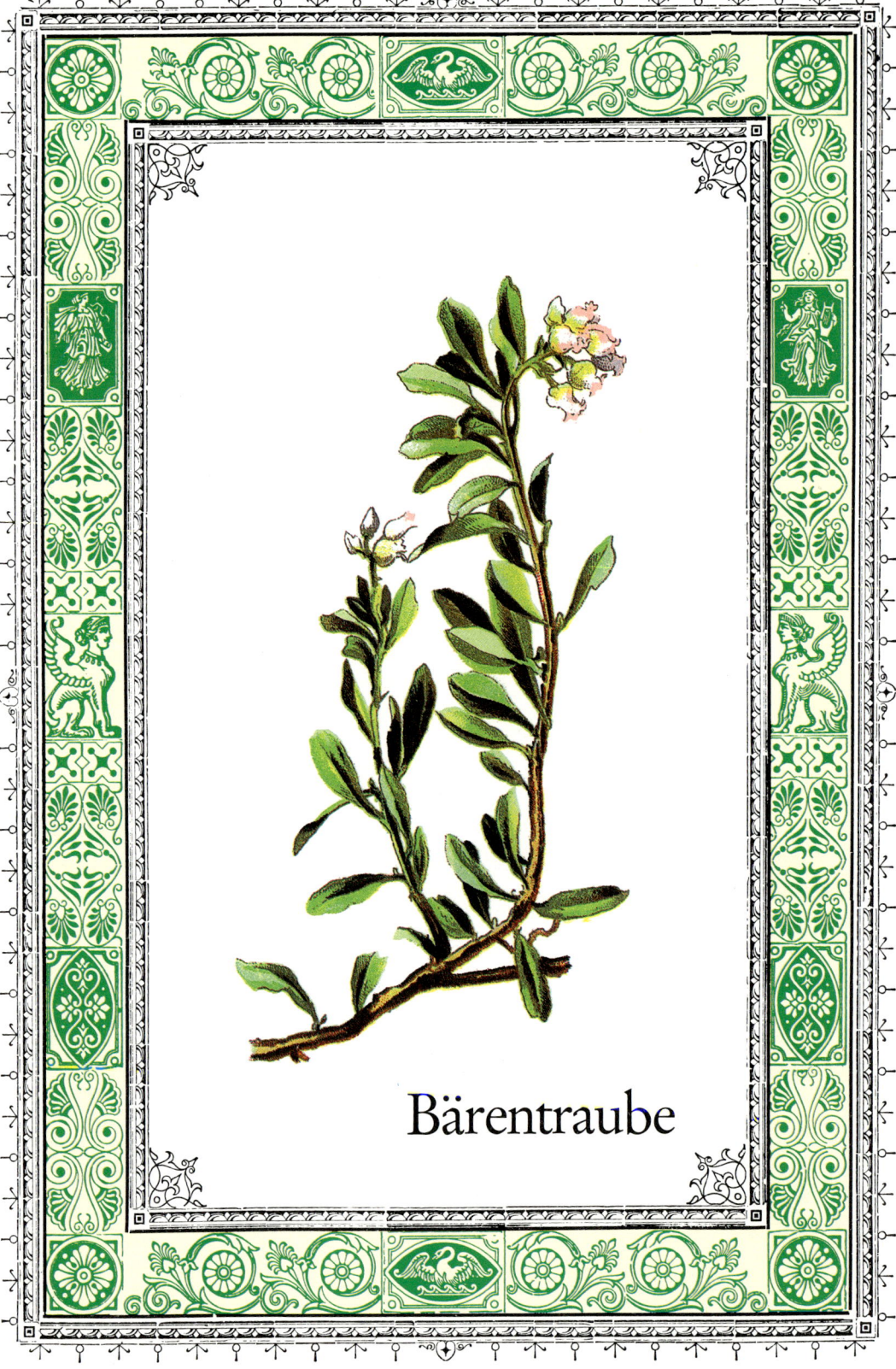

Bärentraube

rotzer und zapft mit ihren Wurzeln die Wurzeln der benachbarten Gräser an; dort saugt sie die fertigen Nährsalzlösungen heraus. Der Volksmund nennt die Pflanze deshalb auch „Wiesenwolf" oder „Milchdieb", weil sie indirekt den Milchertrag des Weideviehs herabsetzt.

Man pflückt die Blätter des Augentrosts zur Blütezeit im Spätsommer. Interessanterweise hängt der Gehalt der heilsamen Inhaltsstoffe mit dem Standort zusammen: Je höher die Pflanze wächst, desto besser wirkt sie.

Einen Tee bereitet man sich aus einem Teelöffel des getockneten Krautes, den man mit einem Viertelliter Wasser einige Minuten lang kochen läßt. Davon trinkt man täglich eine bis zwei Tassen. Zur äußerlichen Anwendung läßt man einen Eßlöffel des Krautes in einem Viertelliter Wasser zehn Minuten lang kochen und wäscht mit dieser Flüssigkeit – unverdünnt – die Augen aus.

Bärentraube

Arctostaphylos uva-ursi

Die Bärentraube war im Altertum als Heilpflanze nicht bekannt. Denn sie wächst nur in Mittel- und Nord-Europa, auch in den Alpen (und in Nordamerika). Griechen und Römer kannten sie nicht. Erst im Mittelalter wurde sie in England als Volksheilmittel benutzt: Sie hilft gegen Infektionen des Harnwegs und Blasenentzündungen.

Der niedrige Zwergstrauch kommt häufig in trockenen Kiefernwäldern vor. Für einen Tee setzt man die getrockneten Blätter mit einem Viertelliter Wasser an. (Sie dürfen den Tee nicht kochen, weil sonst die in der Pflanze enthaltenen Gerbstoffe in den Tee geraten.) Man läßt die Flüssigkeit kalt über Nacht stehen. Nach dem Abseihen wird sie etwas erwärmt. Davon soll man täglich zwei bis drei Tassen trinken.

Bärlapp

Lycopodium clavatum

Im Althochdeutschen war „lappo" eine flache Hand. Weil man die weichen Stengelspitzen der Pflanze mit der Tatze eines Bären verglich, entstand der Name „Bärlapp". Aus den Fruchtähren des Bärlapp, die

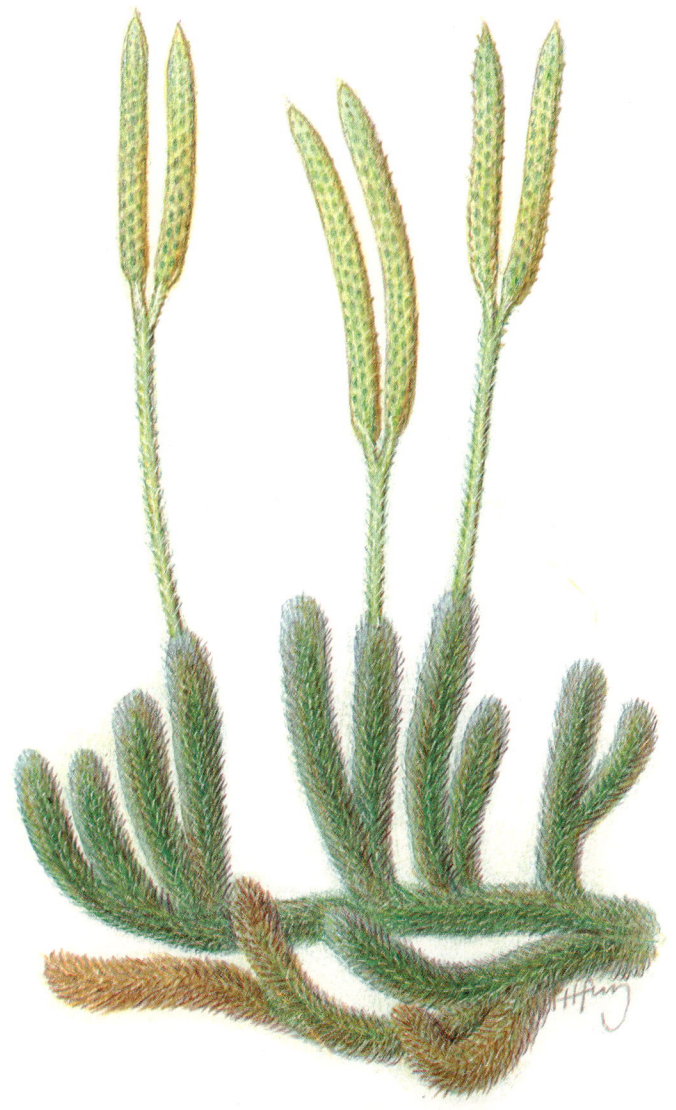

man im Juli und August erntet, lassen sich blaßgelbe Sporen ausschütteln, die man „Hexenmehl" nannte. Dieses Pulver benutzten einst die Apotheker, um ihre selbst hergestellten Pillen attraktiv zu überpudern. Es wirkt außerdem als Wundpulver schmerzlindernd und kühlend. (Schließlich wurde es einst auch gern im Theater benutzt, um Explosionen darzustellen: Es entwickelt, angezündet, eine starke Flamme und viel Rauch.)

Bärlapp-Kraut wirkt harntreibend und fiebersenkend. Man sammelt es im Mai und Juni, trocknet es, bringt einen Teelöffel voll mit einem Viertelliter kaltem Wasser zum Sieden und seiht sofort ab. Mehr als drei Tassen täglich – mäßig warm getrunken – sollte man nicht nehmen, denn die Lycopodium-Alkaloide, die im Kraut vorkommen, können in größerer Menge als Nervengift wirken.

Baldrian

Valeriana officinalis

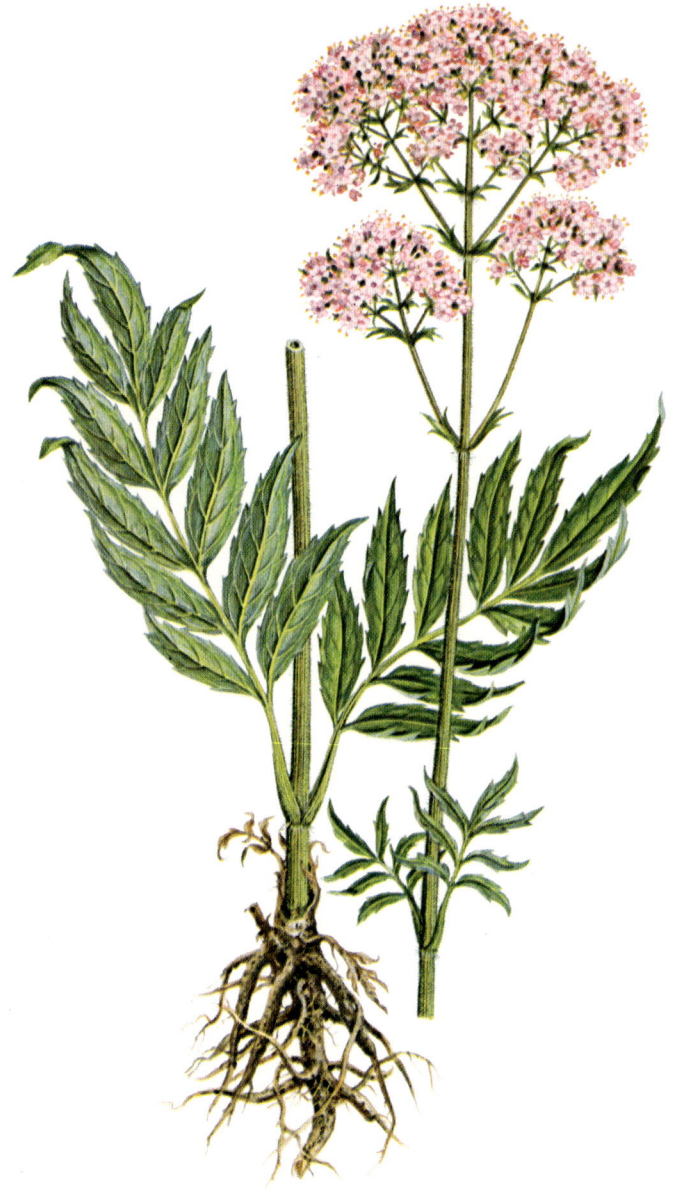

Der echte Baldrian ist schon seit Jahrhunderten als Beruhigungsmittel bekannt. Sein lateinischer Name, „Valeriana", kommt von „valere"; das bedeutet: sich wohl befinden. Im Englischen wurde ihm sogar der Name „Allheal" gegeben: Allesheiler. Früher glaubte man, Baldrian könne sogar den Teufel vertreiben. In Braunschweig galt er als Hexenanzeiger. Man hängte die getrocknete Pflanze an die Stubendecke. Kam eine Hexe ins Zimmer, so begann der Baldrian zu pendeln.

Er wächst auf feuchten und sumpfigen Wiesen in den gemäßigten Zonen Europas wie Asiens. Die Wurzeln mit den walzenartigen Nebenwurzeln werden vor der Blüte im März und April gesammelt. Baldrian ist ein echtes Sedativum. Das heißt: er wirkt beruhigend auf das Zentralnervensystem, hilft bei nervösen Erregungszuständen, bei nervöser Schlaflosigkeit und Herzklopfen. Auch bei Angst- und Spannungszuständen tut er gut. Im Gegensatz zu vielen Beruhigungsmitteln läßt dabei die Konzentrationsfähigkeit nicht nach; sie erhöht sich eher. Auch das Leistungsvermögen wird gesteigert. Deshalb kann man Baldrian bedenkenlos auch beim Autofahren nehmen. Baldrian dämpft nicht. Er ist kein Schlafmittel, sondern entspannt nur und erhöht dadurch die Schlafbereitschaft.

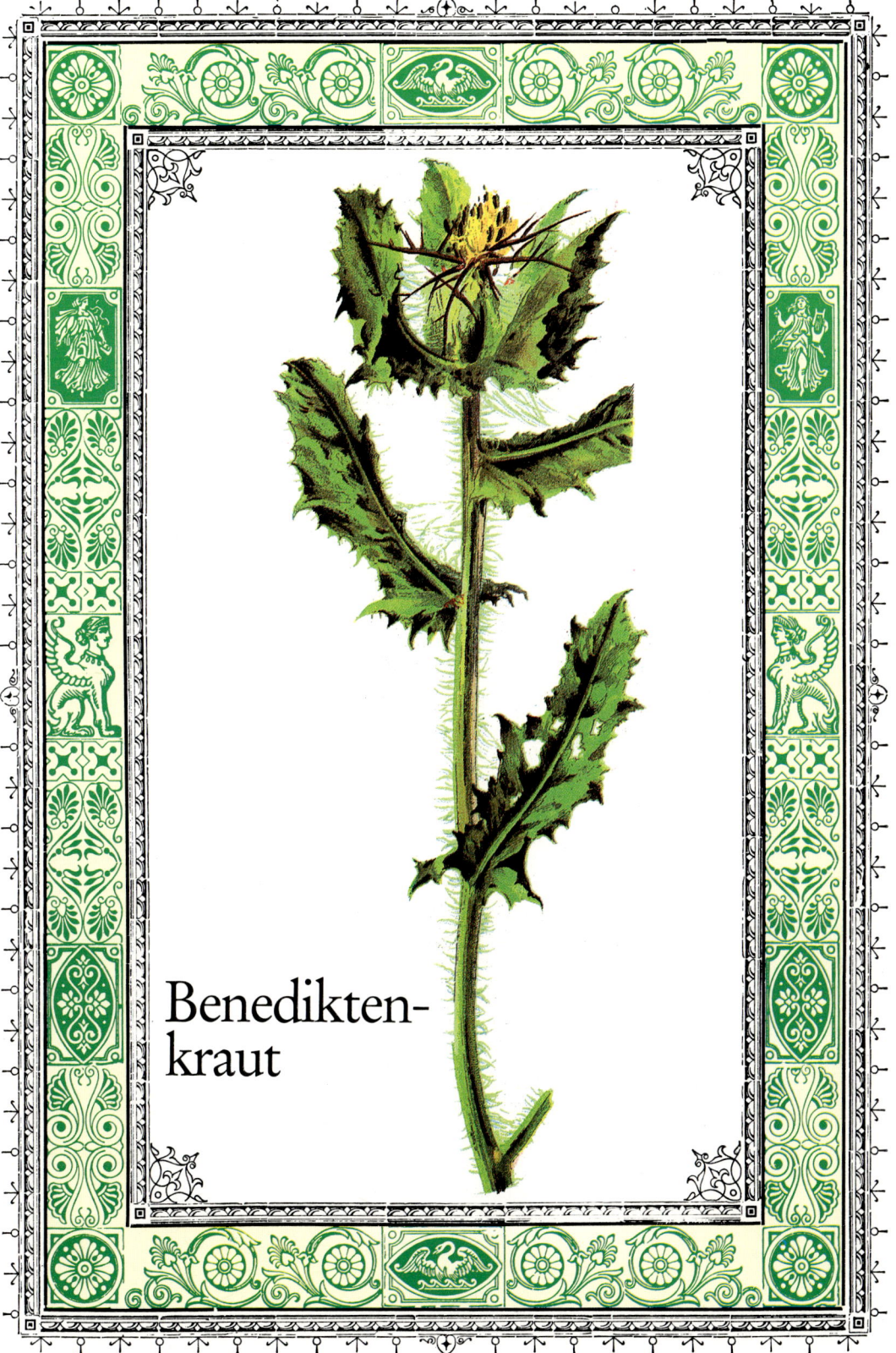

Benedikten-
kraut

Seine Wirkungen bekommt der Baldrian durch das sehr kompliziert aufgebaute ätherische Öl (das ebenfalls „Baldrian" genannt wird). In jüngster Zeit ist es gelungen, besonders wirksame Bestandteile des Baldrians zu isolieren. Die „Valepotriate" wirken auf das unwillkürliche Nervensystem, das Herzschlag und Verdauung steuert. Die Valepotriate sind aber chemisch instabil und deshalb in den klassischen Baldrian-Zubereitungen wie Extrakt und Tinktur, die man kaufen kann, gar nicht mehr enthalten.

Deshalb ist es weit besser, wenn Sie sich Baldriantee selbst zubereiten: Sie übergießen morgens zwei Teelöffel getrocknete Baldrianwurzel mit einem Glas kaltem Wasser und lassen das bis zum Abend stehen. Zum Trinken erwärmen Sie den Tee dann nur ganz leicht.

Benedikten-kraut

Cnicus benedictus

Der heilige Benedikt von Nursia habe – so wurde einst erzählt – das Kraut seinen Mönchen, den Benediktinern, empfohlen. Die bauten es in den Klostergärten an. So kam die Pflanze zu ihrem Namen.

Heute wächst das Benediktenkraut wild auf sonnigen Hängen – sowohl in den Mittelmeerländern als auch in Deutschland.

Das Kraut wird von Juni bis August gesammelt und getrocknet. Davon nimmt man einen Teelöffel und gießt einen Viertelliter kochendes Wasser drüber. Nachdem der Tee fünf Minuten gezogen hat, seiht man ab. Das Getränk ist zwar bitter,

darf aber nicht gesüßt werden, weil sonst die Wirkung des Bitterstoffs Cuicin verlorengeht, der so anregend auf die Verdauung wirkt. Neben Cuicin enthält die Pflanze ätherische Öle, die den Magen beruhigen und den Darm entspannen.

Aus dem Benediktenkraut werden allerlei Kräuterliköre hergestellt – beispielsweise der Benediktiner. Auch diese Liköre wirken beruhigend auf den Magen.

Bibernelle

Pimpinella major und minor

Zwei Arten kennt man: die große und die kleine. Beide kommen in ganz Europa wildwachsend vor – auf Wiesen, Weiden und an Straßenrändern. Man schrieb der Bibernelle früher Heilkraft bei Seuchen zu, vor allem bei Cholera. 1611, als in Werdenberg bei St. Gallen der „Große Tod" wütete, erschallte aus den Lüften der Ruf: „Eßt Knoblauch und Bibernelle, dann sterbet ihr nit so schnelle!"

Was die Leute brav taten, worauf die Seuche erlosch.

Moderne wissenschaftliche Untersuchungen bestätigen: die Gerb- und Bitterstoffe sowie die Saponine der Bibernelle haben heilkräftige Wirkung. Vielleicht nutzten sie auch bei Cholera – bei harmloseren Verdauungsstörungen tun sie's, ebenso wie bei Husten und Heiserkeit. Vor allem die Wurzel der Bibernelle, die einen starken, unangenehm harzigen Geruch hat, wird benutzt. Ihre Wirkung als Auswurfmittel bei Husten ist so stark, daß man Bibernelle in Apotheken nur auf Rezept bekommt.

Um Bibernelle-Tee zu kochen, nehmen Sie einen gehäuften Teelöffel geschabter

1832 kam im niederösterreichischen Gaden während der Cholera abends ein Vogel aus dem Wald und rief: „Eßt Granabier (worunter man Wacholderbeeren zu verstehen hat) und Bibernäl, so sterbts nid so schnäll!".

Tempelburg im Kreis Neustettin nimmt gleiches in Anspruch, und der mysteriöse Heilpraktiker scheint sich mit neuen Versen nicht viel Mühe gegeben zu haben, denn hier rief die Stimme: „Bruckt Bibernell! Bruckt Bibernell! Dat ji nich starft so schnell!".

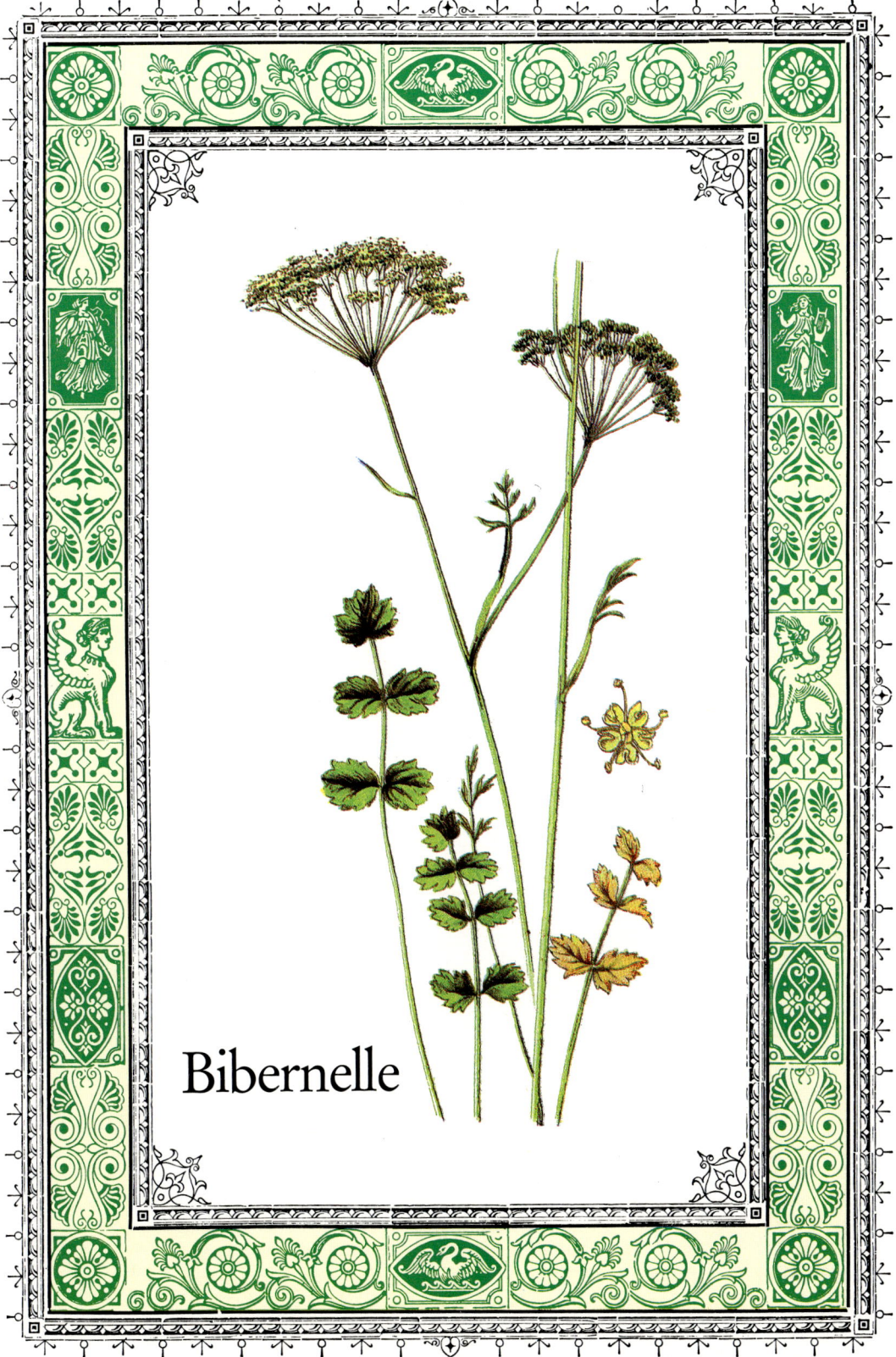

Bibernelle

und getrockneter Wurzel, den Sie mit einem Viertelliter Wasser ansetzen und langsam zum Sieden erhitzen. Der Tee soll eine Minute lang sprudeln und wird dann abgeseiht. Sie trinken – bei Erkältungskrankheiten sowie bei Verdauungsstörungen – dreimal täglich eine Tasse, mit ein wenig Honig gesüßt.

Birke

Betula pendula (Weißbirke) und
Betula pubescens (Besen- oder Moorbirke)

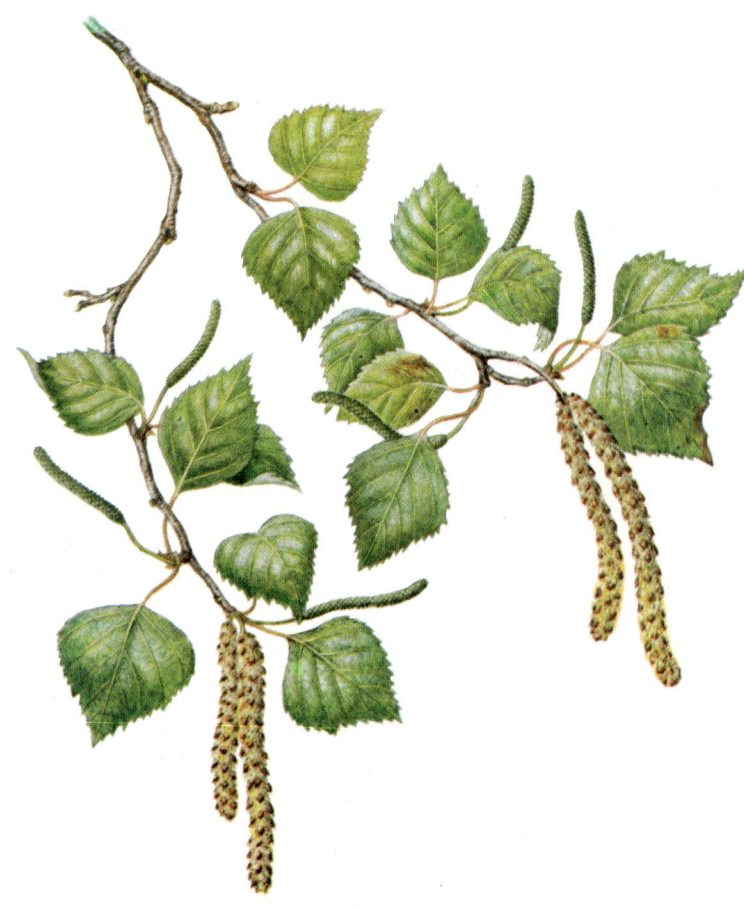

Die Birke galt bei den alten Germanen ebenso wie bei slawischen Völkern als Zauberbaum. Sie verkörperte den Frühling mit seiner lebenerweckenden Kraft. Heute noch werden in vielen Gemeinden Süddeutschlands Birken als Maibäume aufgestellt – allgemein auf dem Hauptplatz der Gemeinde oder privat vor dem Fenster der Geliebten.

Der zuckerhaltige Saft, der im Frühjahr aus der verletzten Rinde des Birkenbaums austritt, das „Birkenwasser", wurde und wird heute noch als Haarwuchsmittel verwendet. Und mancher trinkt ihn zur Überwindung der Frühjahrsmüdigkeit.

Doch die medizinisch wertvollen Inhaltsstoffe – Flavonglycoside, Vitamin C, Gerbstoffe und ätherische Öle – stecken vor allem in den Birkenblättern. Der Gehalt ist abhängig von Jahreszeit und Standort. Am wirkungsvollsten sind die Blätter der Gebirgsbirken im Frühjahr. Birkentee wird bei Nierenentzündungen als nicht reizendes, wassertreibendes Mittel verwendet. Er soll auch Nieren- und Blasensteine auflösen können – wenngleich da die medizinische Wissenschaft etwas skeptisch ist.

Den Tee bereiten Sie, indem zwei gehäufte

Teelöffel getrockneter Birkenblätter mit einem Viertelliter kochendem Wasser übergossen werden. Nach zehn Minuten wird abgeseiht. Man soll davon täglich drei Tassen mäßig warm trinken.

Bitterklee

Menyanthes trifoliata

Der Bitterklee oder Fieberklee wurde früher gern gegen „heißes Fieber" benutzt – gegen fiebrige Erkältungen. Heute nimmt man den Klee wegen seines Gehalts an Bitter- und Gerbstoffen zur Behandlung von Magen- und Darmstörungen. Was im

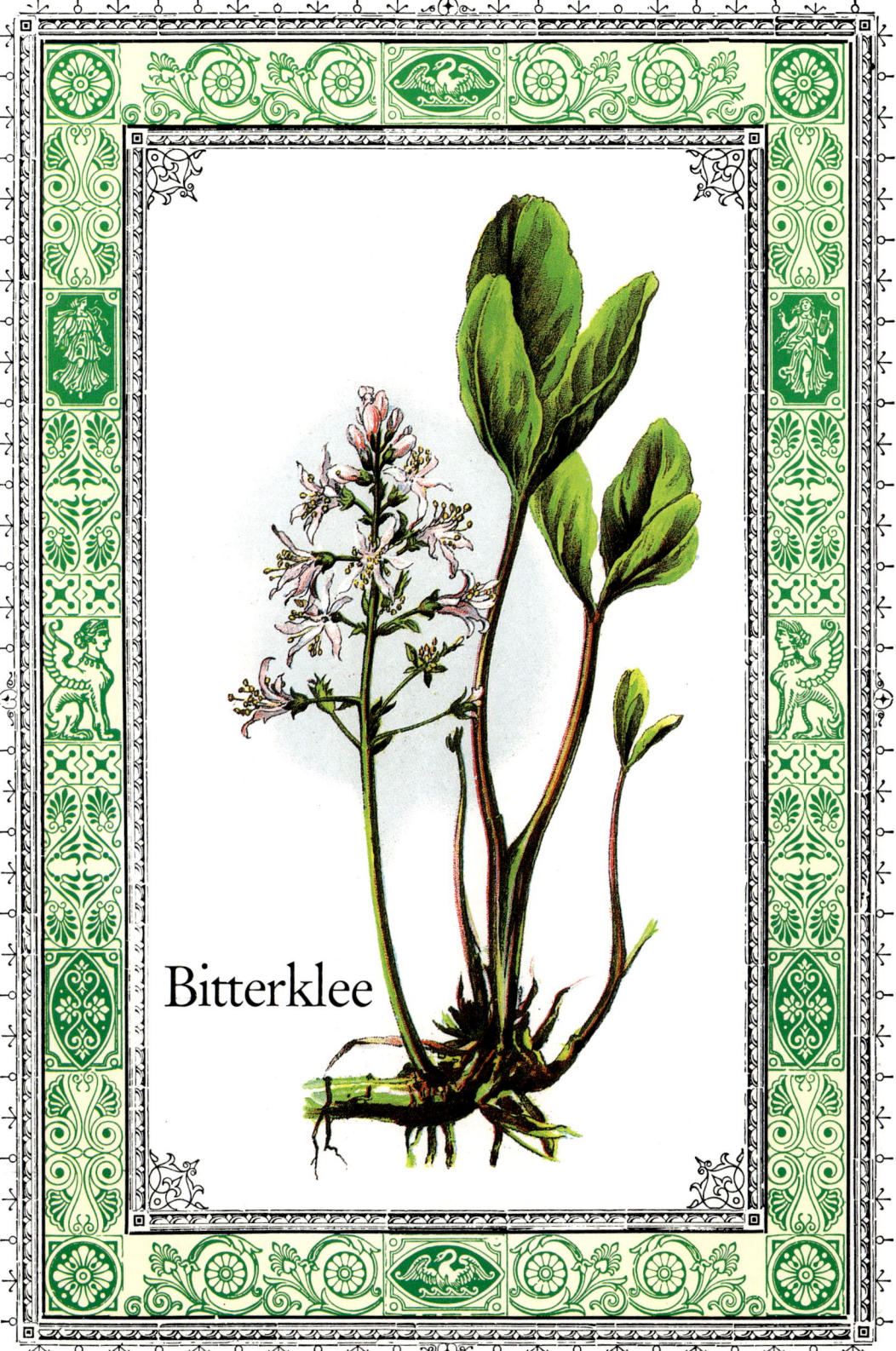

Bitterklee

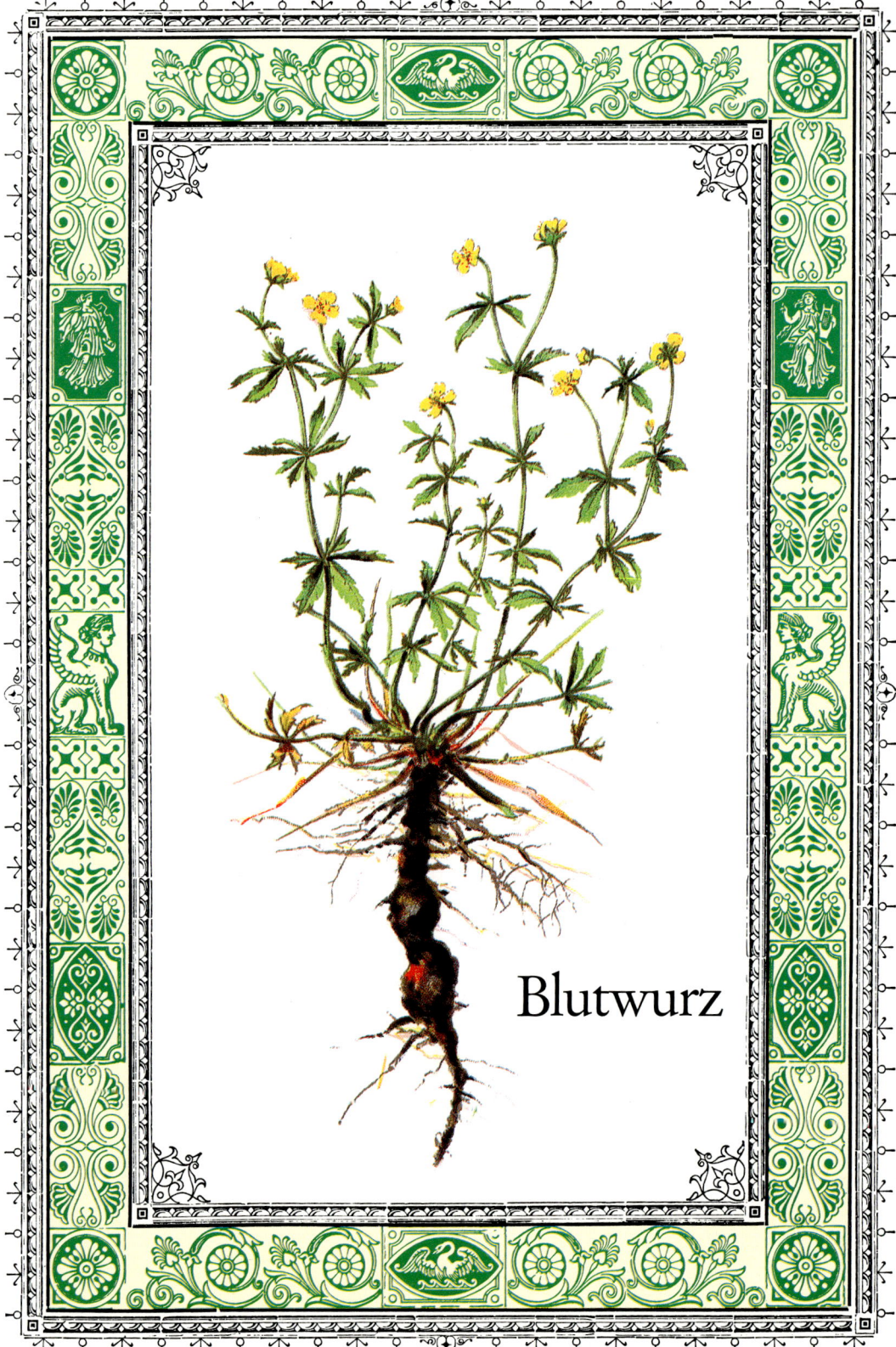

Blutwurz

Die Blutwurz wächst in ganz Europa in lichten Wäldern und auf Wiesen. Sie gehört zur Familie der Rosengewächse, ist die gerbstoffreichste einheimische Pflanze und hilft bei Durchfall aller Art.

Bitterklee steckt, regt besonders saftlose Mägen an und fördert die Eßlust.

Der Klee aus der Familie der Enziangewächse gedeiht in Mooren, Sümpfen und an torfigen Wegesrändern. Mit seiner rotweißen Blüte ist er eines der schönsten Sumpfgewächse, aber wegen der Unzugänglichkeit seiner Standorte ist er nicht gerade einfach zu sammeln.

Im Juli und August pflückt man die dunkelgrünen dreilappigen Blätter. Die werden getrocknet. Einen Teelöffel dieser getrockneten Blätter setzt man mit einem Viertelliter kaltem Wasser an, erhitzt es zum Sieden und läßt es eine Minute kochen. Dieser Tee muß ungesüßt getrunken werden.

Das dreiblättrige Kleeblatt ist ein altes Druidenzeichen, das die Dreieinigkeit symbolisiert. (Es ist noch heute das Nationalemblem Irlands). Aber man hat es früher überschätzt. Der Fieberklee ist als Fiebermittel nicht sehr wirkungsvoll. Aber er ist bei Infektionen anregend und kräftigend.

Vor allem ist er, wie man heute weiß, eine wirkungsvolle Verdauungshilfe. Doch auch das hat Nachteile: in großen Dosen wirkt er allzu abführend; er kann auch Erbrechen hervorrufen.

Blutwurz

Potentilla tormentilla

Die Blutwurz bekam ihren Namen von dem blutroten Saft, der beim Anschneiden der Wurzel austritt. Diese Flüssigkeit wirkt antibakteriell und enthält die Gerbstoffe, von denen die Heilwirkung der Pflanze ausgeht.

Im Frühjahr und im Herbst gräbt man den schwarzbraunen Wurzelstock aus. Drei Eßlöffel getrockneter, zerkleinerter Blutwurz setzt man mit einem halben Liter

Wasser kalt an und läßt den Sud dann eine Viertelstunde kochen. Von diesem Tee sollte man – um die Darmfunktionen zu regulieren – täglich eine Tasse trinken.

Man kann aber auch eine Tinktur bereiten. Dazu gibt man einen Teil Blutwurz mit zehn Teilen Weingeist in eine Flasche, die man fest verschließt und täglich schüttelt. Nach vier bis sechs Wochen ist die Tinktur fertig. Man seiht ab und nimmt bei Bedarf zwei- bis dreimal täglich 15 Tropfen in Wasser ein.

Magenbitter aus Blutwurz gibt es im Handel.

Bockshornklee

Trigonella foenum graecum

Der Bockshornklee stammt aus dem Orient. In Kleinasien, Ägypten und Vorderindien ist er eine Kulturpflanze. Dort wird er seit vielen Jahrhunderten angebaut, wie seine verschiedenen uralten Namen besagen, die schon im Sanskrit vorkommen. Auch in Deutschland wird der Bockshornklee angebaut; wild findet man ihn kaum noch.

Der lateinische Name „foenum graecum" bedeutet „griechisches Heu". So nannte im ersten Jahrhundert der Römer Plinius die Pflanze in seiner Naturgeschichte. Sie galt im klassischen Altertum als sehr heilkräftig – besonders bei Wunden und Entzündungen. „Fenigrecum" nannte auch Hildegard von Bingen, die große Wissenschaftlerin des 12. Jahrhunderts, den Bockshornklee in ihren naturkundlichen Schriften.

Heute benutzt man Bockshornklee-Samen (die im August geerntet werden) vor allem in einem heißen Breiumschlag zum Erweichen von Furunkeln und Karbunkeln. Dafür werden 100 Gramm grob ge-

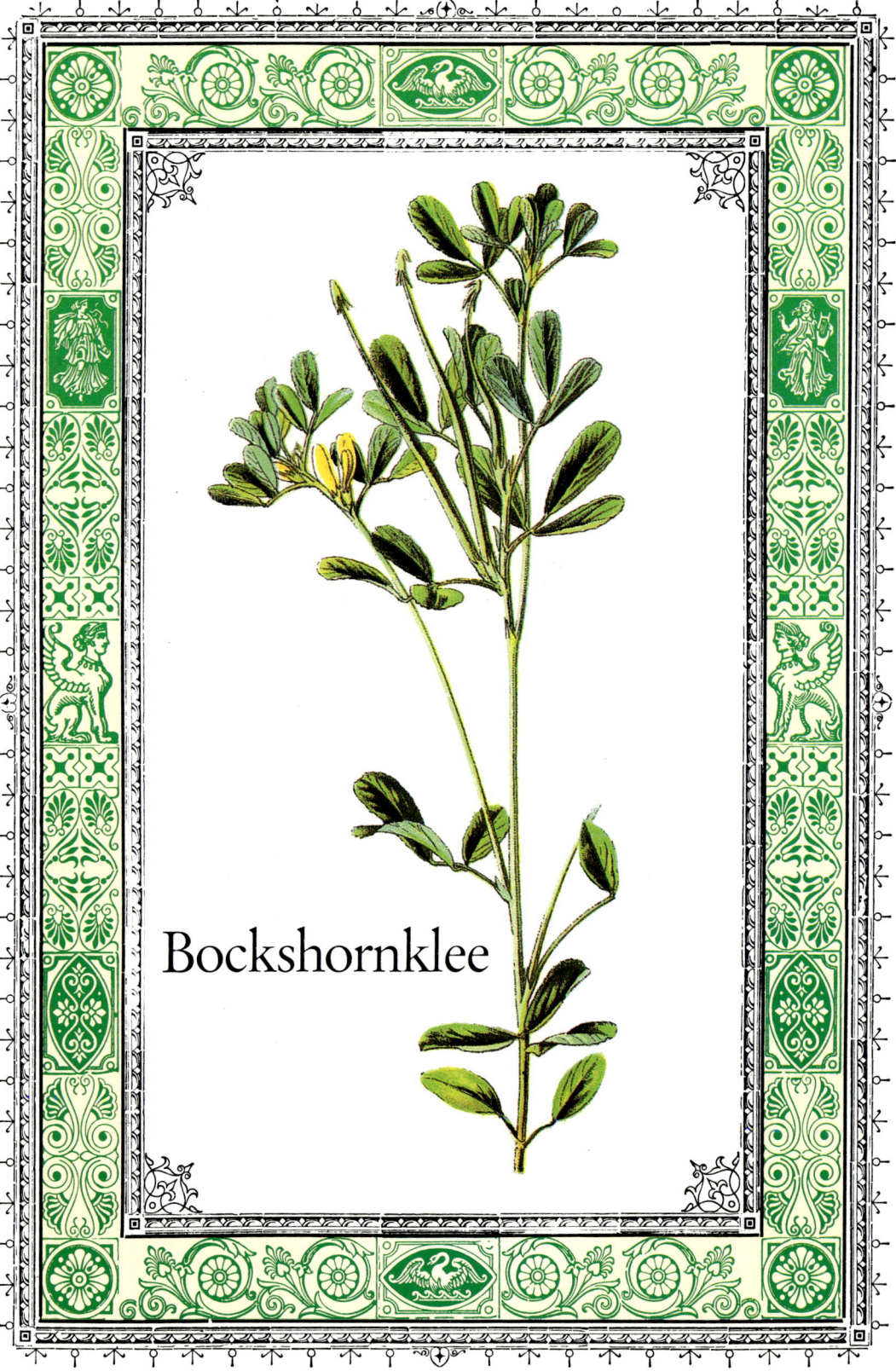

Bockshornklee

mahlene Samen mit wenig heißem Wasser zu einem Brei vermischt. Den steicht man auf einen Leinenlappen, der dann auf die zu erweichende Stelle gelegt wird. Außerdem werden die Samen viel in der Tiermedizin verwendet – besonders gegen die Rotzkrankheit der Pferde. In Mittelmeerländern benutzt man Abkochungen der stark schleimhaltigen Samen als Hustenmittel.

Brennessel

Urtica dioica (Große Brennessel) und Urtica urens (Kleine Brennessel)

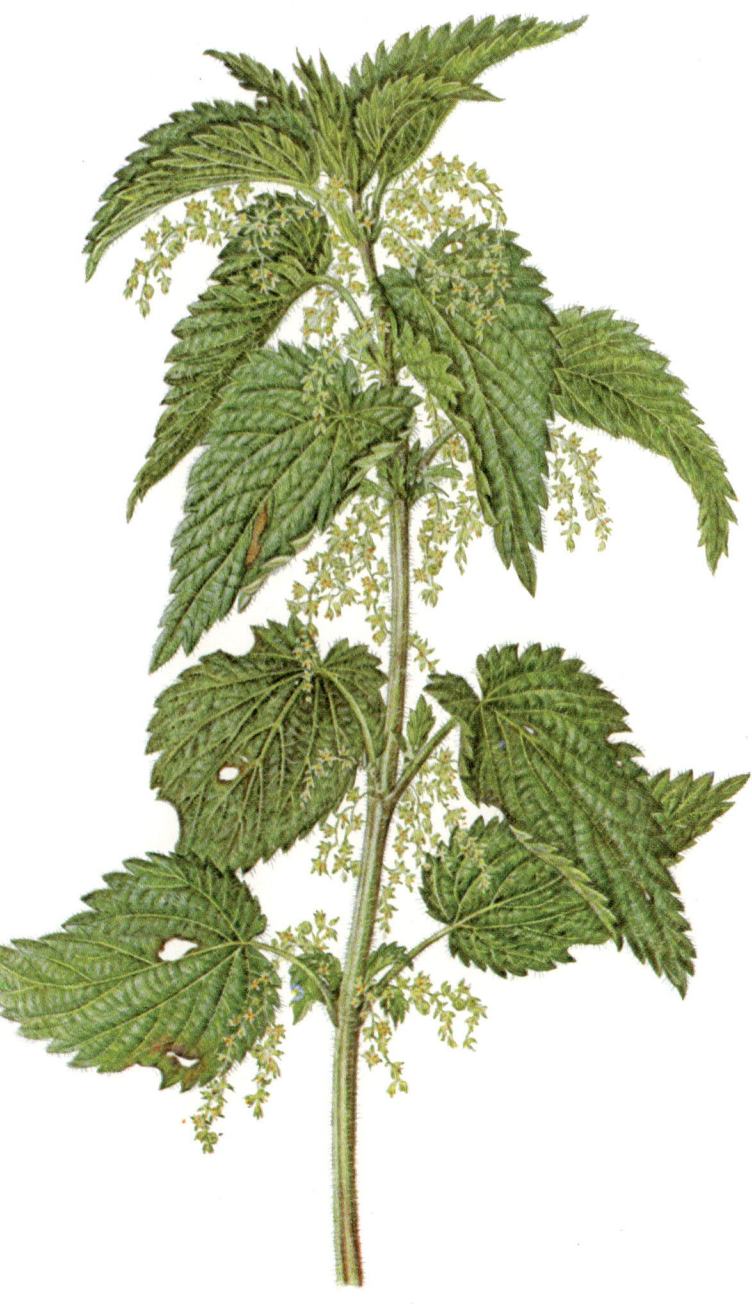

Die Brennessel heißt auf Lateinisch fast genauso; ihr botanischer Name leitet sich vom „urere“ („brennen“) ab. Sie war in Europa vor Einfuhr der Baumwolle die bedeutendste Faserpflanze. Nesseltuch wurde schon im 12. Jahrhundert von Albertus Magnus erwähnt. Und noch heute wird es – beispielsweise in der Küche – von keinem anderen Stoff übertroffen.

In der Volksmedizin unserer Vorfahren spielte die Brennessel eine große Rolle. Ihre Wurzel galt als blutreinigendes Mittel; sie wurde auch gegen die Wassersucht benutzt. Sie wirkt außerdem hilfreich, wenn man Beschwerden beim Wasserlassen hat. Zum Tee nimmt man zwei Teelöffel vom getrockneten Kraut oder auch eine Handvoll junger, frischer Blätter, die mit einem Viertelliter kochendem Wasser übergossen werden. Man läßt den Tee fünf Minuten ziehen, seiht ihn ab und trinkt über einen Zeitraum von vier bis acht Wochen jeden Tag morgens und abends je eine Tasse lauwarm. Für den Saft preßt man die ganze Pflanze aus.

Man findet die Brennessel sehr häufig als Unkraut in der Nähe menschlicher Ansiedlungen. Die Brennwirkung kommt von den feinen Haaren, die bei Berührung abbrechen und – ähnlich wie eine Injektionsnadel – das brennende (aber nicht weiter schädliche) Nesselgift in die Haut bringen.

Himbeere

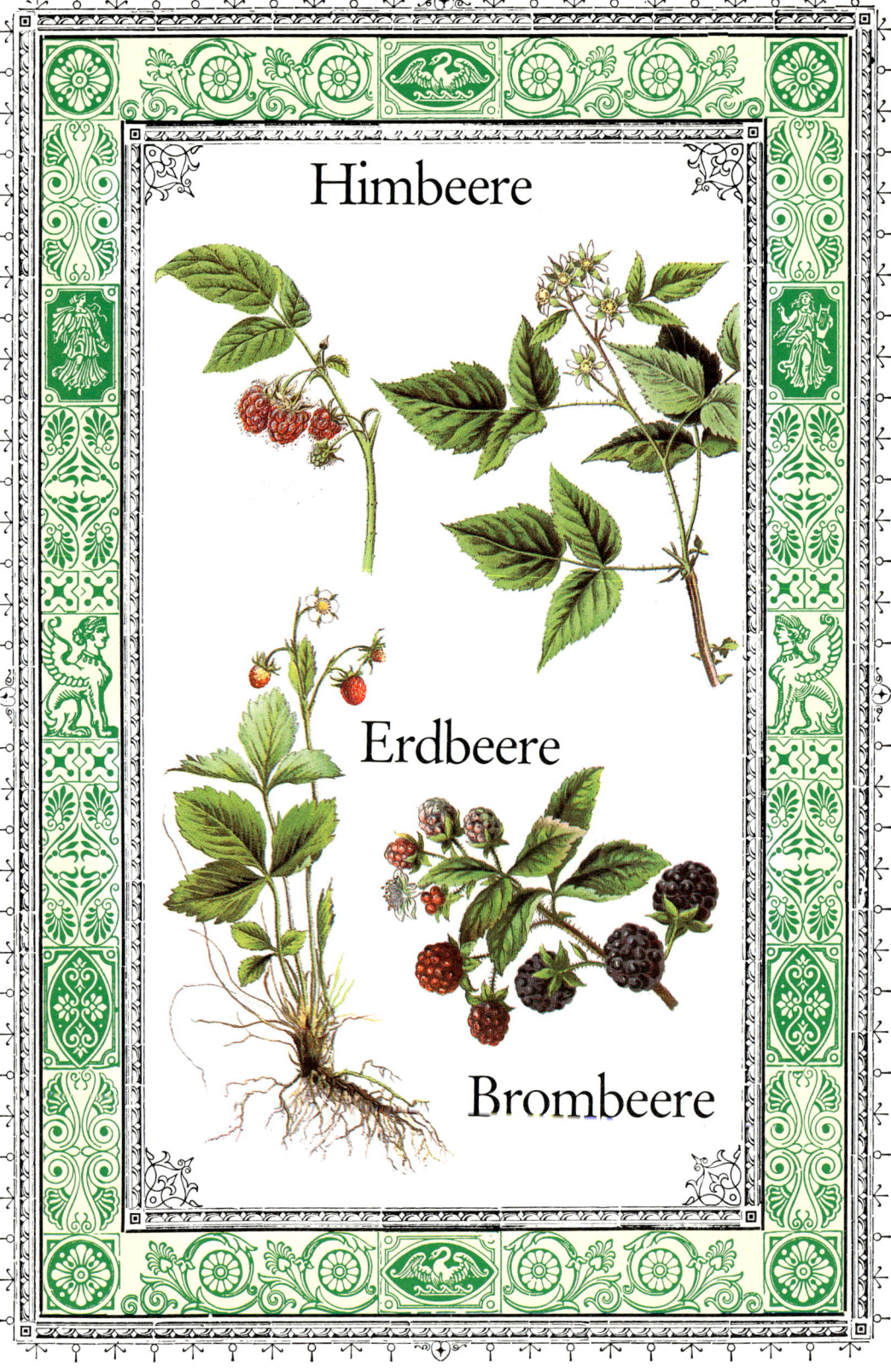

Erdbeere

Brombeere

Brombeere, Himbeere und Erdbeere

Rubus fruticosus, Rubus idaeus und Fragaria vesca

Alle drei sind Rosengewächse und in unseren Wäldern heimisch; alle enthalten die gleichen Wirkstoffe: Gerbstoffe, Flavone, Vitamin C und Fruchtsäure. Sie stecken in den Blättern. Die muß man jung, jedoch voll entfaltet ernten. Die beste Zeit dafür ist das späte Frühjahr. Die Blätter müssen gleich nach dem Sammeln getrocknet werden. Wegen des Gerbstoffgehaltes wirken sie mild zusammenziehend und blutstillend. Deshalb eignet sich Tee aus diesen Blättern gut zur Behandlung entzündeter Schleimhäute in Mund und Rachen. Außerdem gelten sie als gutes Mittel bei Durchfall.

Die beste Wirkung erhält man bei einer Mischung aus allen drei Arten. Sie nehmen zwei gehäufte Teelöffel der getrockneten Blätter und übergießen sie mit einem Viertelliter kochendem Wasser. Vor dem Abseihen lassen Sie den Tee eine Viertelstunde ziehen. Sie können ihn mit Honig süßen oder kalt mit Zitronensaft trinken. Er eignet sich auch gut zum Gurgeln und Spülen des Rachenraums.

Von den drei Pflanzen ist die Brombeere die robusteste. Der Strauch wächst und wuchert überall. Er kommt – so meinen Theologen – schon in der Bibel vor. Im zweiten Buch Mose (3,2) steht: „Und der Engel des Herrn erschien ihm in einer feurigen Flamme aus dem Dornbusch. Und er sah, daß der Busch im Feuer brannte und doch nicht verzehrt wurde."

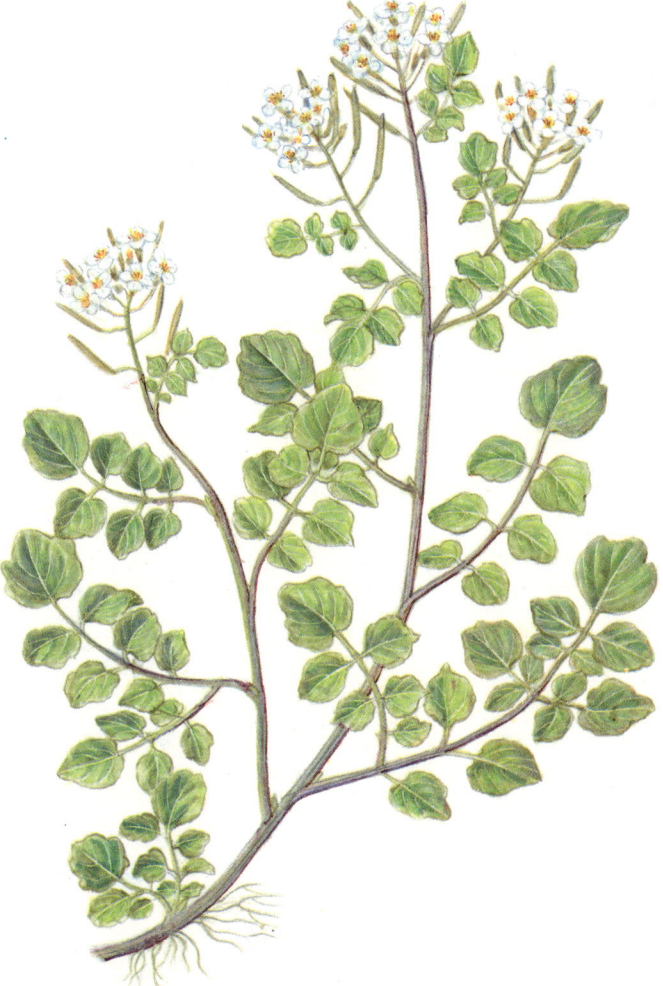

Brunnenkresse

Nasturtium officinale

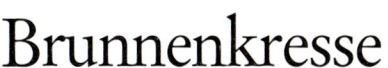

Die Brunnenkresse hat den Namen von ihrer Vorliebe für sauberes, langsam fließendes Wasser. Drum findet man sie an Quellen, Bächen, Flüssen und Wassergräben. Da aber saubere Gewässer selten geworden sind, ist auch die Verbreitung und Anwendung der Brunnenkresse sehr zurückgegangen.

Die ausdauernde Pflanze hat dunkelgrüne fleischige Blätter und doldenartige weiße Blüten mit gelben Staubbeuteln. Dies unterscheidet sie vom ganz ähnlichen Schaumkraut, das violette Staubbeutel besitzt. Eine Verwechslung wäre indessen nicht schlimm: Geschmack und Wirkung sind ähnlich.

Neben vielen Mineralien (Kalium, Eisen und Jod) und Vitaminen (A, C und D) enthält die Brunnenkresse ein Senföl-Glykosid. Das kann bei übermäßigem Gebrauch eine leichte Reizung der Nieren hervorrufen.

Die Brunnenkresse wird zur Entschlakkung bei Frühjahrskuren benutzt – und zwar ißt man sie roh oder als Salat. Sie schmeckt herb und säuerlich. Aber auch als Zugabe zu anderen Salaten ist sie beliebt: Sie erhöht den Vitamingehalt und der Salat ist dann sehr viel aromatischer.

Diptam

Dictamnus albus

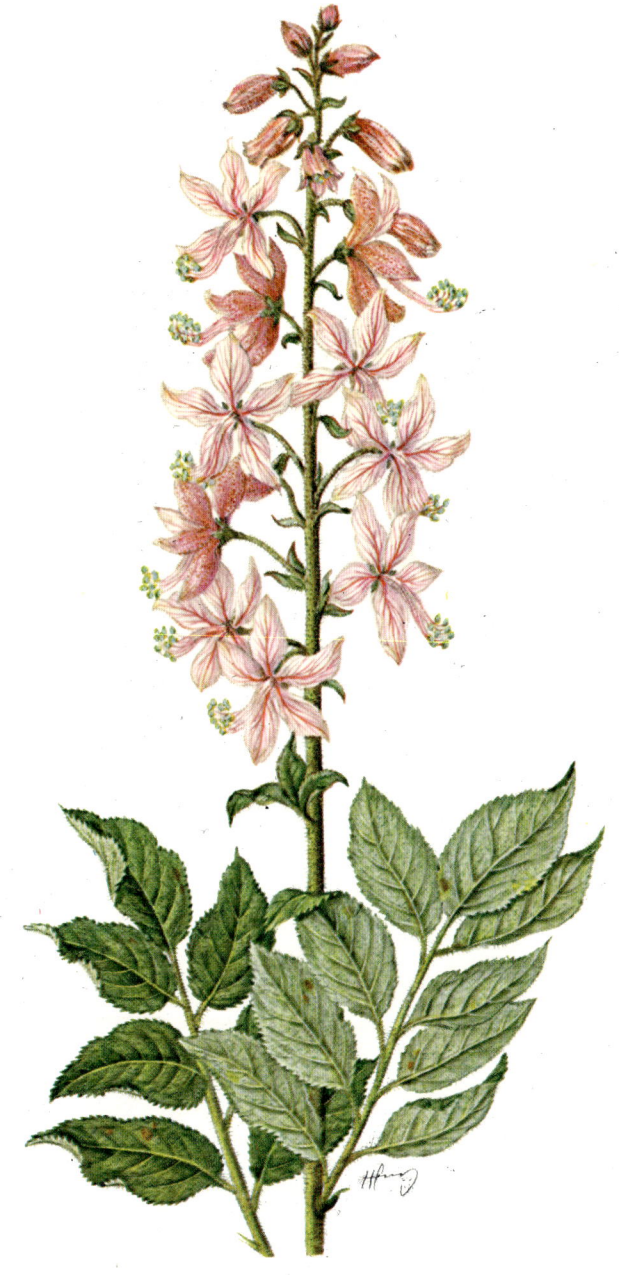

Der Diptam hat seinen botanischen Namen vom kretischen Berg Dicte und dem griechischen „Thamnos", was „Strauch" bedeutet. Er war auf jenem Berg häufig zu finden und galt im Mittelalter als geheimes Mittel gegen Hysterie und Epilepsie. „Dictamnus" wurde dann etwas unbeholfen zu „Diptam" eingedeutscht.

Dieser Diptam ist ein zitronenartig riechendes Kraut. Er wächst inzwischen vielerorts in Europa. Seine Blätter sehen durch die zahlreichen Öldrüsen aus, als hätte man mit einer Nadel viele Löcher hineingestochen. Der Gehalt an ätherischen Ölen ist beim Diptam so groß, daß man an heißen, windstillen Tagen das verdunstende Öl über der Pflanze anzünden kann. Es brennt ab, doch dem Diptam geschieht dabei nichts. Die indischen Feueranbeter verehren ihn deshalb als heilige Pflanze.

Im Mittelalter konnte man lesen: „Diptamnus heißt Pfefferkraut und ist eine sehr gemeine Pflanze. Ihr Kraut wirkt gegen den Schlangenbiß, den Biß giftiger Tiere und gegen durch irgendein Getränk hervorgerufene innere Vergiftung. Er wird entweder zerquetscht auf die Wunde gelegt oder sein Saft, mit Wein und hinlänglich Minzensaft versetzt, getrunken."

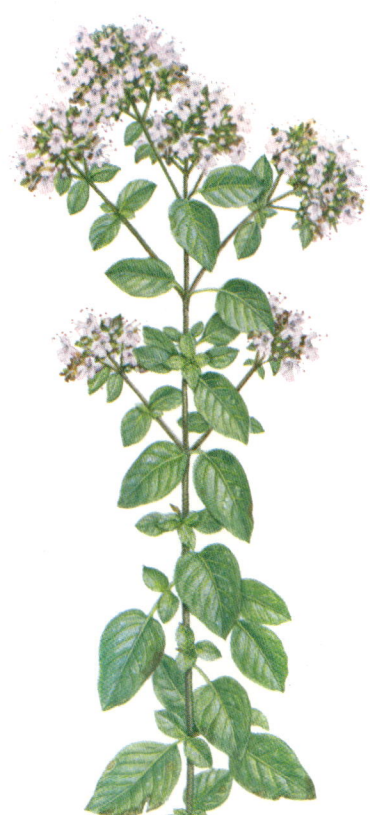

Viele Menschen schwören auf die Wirkung des Diptam (links). Vor allem dort, wohin einer seiner volkstümlich verdrehten Namen weist: „Dickdarm".

Heute betrachtet man nicht mehr das Kraut oder Öl des Diptam als medizinisch wirksam, sondern die Wurzel. Man gräbt sie entweder zeitig im Frühjahr oder spät im Herbst aus und trocknet sie. (Vorher sollten dickere Teile der Wurzel gespalten werden.) Ein Teelöffel getrocknete und geschabte Wurzel wird fünf bis sieben Minuten lang mit einem Viertelliter Wasser gekocht. Dann seiht man ab und trinkt den ungesüßten Tee mäßig warm.

Diptam reguliert die Monatsblutung, treibt den Harn und beseitigt Blähungen. Wissenschaftlich wurden als Inhaltsstoffe Alkaloide, ätherische Öle, Bitterstoffe und Saponine nachgewiesen. Doch ist die Wirkung nicht so eindeutig, daß die Schulmedizin diese Pflanze anerkannt hätte.

Dost

Origanum vulgare

Seit es bei uns viele italienische Lokale gibt, kennt man den Dost ganz gut. Allerdings unter seinem südlichen Namen: Als „Oregano"-Gewürz ist dieser robuste Bruder des Majoran auf fast jeder Pizza zu finden. Und Spaghetti Bolognese sind ohne ihn undenkbar.

„Dost" dagegen kommt vom mittelhochdeutschen „doste", und das heißt ganz einfach „Strauch". Der botanische Name ist „Origanum". Das leitet sich vom griechischen „oros" (Berg) und „ganos" (Zierde) her. Die „Zierde des Berges" galt als Heilmittel gegen Krämpfe, Ohrensausen, Erkrankungen der Luftwege und des Darmes.

Moderne Wissenschaftler haben herausgefunden, daß der Dost durch seinen Gehalt an Bitterstoffen, Gerbstoffen und ätherischen Ölen in der Tat ein ausgezeichnetes Mittel bei Erkrankungen des Magen- und Darmkanals ist.

Beim Zerreiben der Blätter riecht der Dost leicht nach Thymian. Und wie dieser kann er auch als Hustentee benutzt werden. Die alten Griechen hatten also nicht ganz unrecht bei der Beurteilung dieser Pflanze.

Man findet den Dost in ganz Europa. Da er bei seinem Standort nicht wählerisch ist, wächst er häufig wild. Man sammelt das ganze Kraut – also die oberirdischen Teile – zur Blütezeit zwischen Juni und August.

Tee bereitet man sich aus einem gehäuften Eßlöffel getocknetem Dost, der mit einem Viertelliter kochendem Wasser übergossen wird. Nach zehn Minuten seiht man den Tee ab und trinkt ihn mäßig warm.

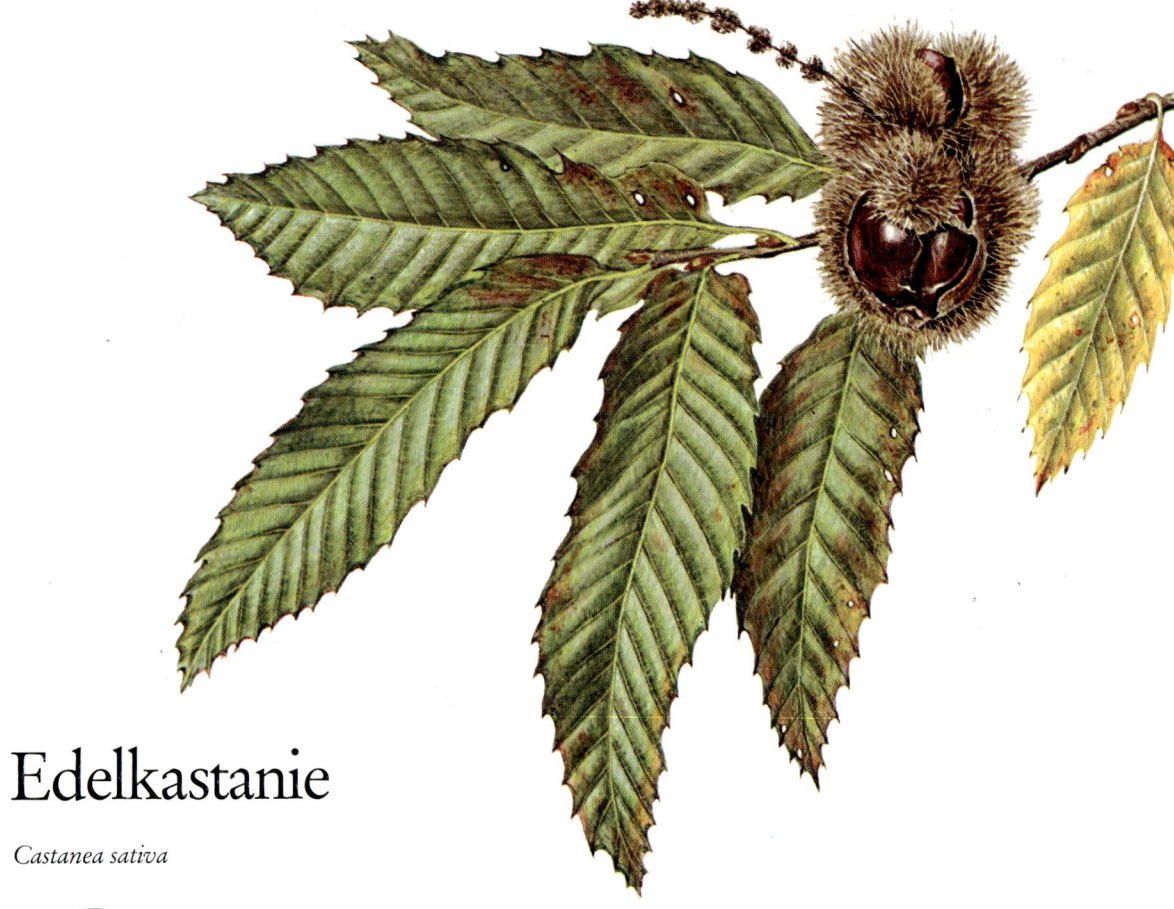

Edelkastanie

Castanea sativa

Die Edelkastanie ist die echte Kastanie. (Die bei uns heimische Roßkastanie gehört zur Familie der Buchengewächse.) Sie wächst im ganzen Mittelmeerraum und in Nordamerika, aber auch in klimatisch begünstigten Gegenden Südwestdeutschlands. Ihre Blätter (die man im September und Oktober sammelt) werden wegen des Gehalts an Gerbstoffen als auswurfförderndes Mittel bei Keuchhusten und Bronchitis verwendet. Dazu bereitet man einen Tee, bei dem fünf Gramm der getrockneten Blätter auf eine Tasse kommen. Gesammelt werden die Blätter im September und Oktober.

Interessant sind auch die Früchte, die Maronen. Sie haben hohen Nährwert, denn sie enthalten 25 Prozent Stärke und 19 Prozent Zucker. Man schneidet sie leicht ein und röstet sie in einer Pfanne. Sie schmecken süß und aromatisch. Man kann sie aber auch zusammen mit Fenchelsamen kochen oder ein Püree aus ihnen bereiten. Eine Polenta aus Kastanienmehl war früher das Hauptnahrungsmittel der Bergbauern in der Toscana. Auf Korsika waren es in Fett ausgebackene Kastanienpfannkuchen. Leider sind die Maronen bei aller Qualität im Zusammenhang mit diesem Buch enttäuschend: Sie haben keinerlei Heilwirkung – es sei denn gegen Hungerschmerzen.

Schon die alten Griechen und Römer wußten von der Heilkraft der Blätter und dem Nährwert der Maronen. Bei uns muß die Edelkastanie vor einigen Jahrhunderten weit bekannter gewesen sein als heute. So schrieb Nicholas Culpeper im 17. Jahrhundert in seinem Kräuterbuch: „Es wäre ebenso sinnlos, einen so bekannten Baum zu beschreiben, wie einem Mann zu erzählen, daß er einen Mund hat."

Damit es keine Verwechslungen gibt: Oben sehen Sie die Edelkastanie abgebildet, rechts den Efeu. Ein preiswürdiges Bild vom Ehrenpreis begegnet Ihnen, wenn Sie umblättern.

Efeu

Hedera helix

Der Efeu klettert an Bäumen und Häuserwänden hoch; dort hält er sich mit Haftwurzeln fest. Er war Dionysos, dem griechischen Gott des Weines gewidmet, und kommt auf diese Weise auch in der Bibel vor (2. Makkabäer 6, 7): „Am Fest der Dionysien zwang man sie, zu Ehren des Dionysos mit Efeu bekränzt in der Prozession mitzugehen."

Heute verwendet man Efeu wegen des hohen Anteils an Saponinen als Heilmittel gegen Husten, Keuchhusten und Bronchitis. Efeu hemmt das Wachstum von krankheitserregenden Mikroorganismen. Tee bereitet man aus einem Teelöffel voll getrockneter Blätter, die man mit einem Viertelliter kochendem Wasser übergießt. Man läßt den Tee zehn Minuten ziehen und seiht dann ab. Gegen Husten helfen täglich zwei Tassen – mit Honig gesüßt.

Ehrenpreis

Veronica officinalis

Es wird dieses Kräutlein wegen seiner reichen Tugenden sehr gelobet (daher es billich den Namen Ehrenpreis trägt) zu vielen innerlichen und äußerlichen Gebresten des Leibes.

So beginnt die Beschreibung des Ehrenpreis in einem alten Kräuterbuch. Er galt geradezu als Universal-Heilmittel. Heute kennt man andere Pflanzen, die bei vielen „Gebresten" besser helfen. Doch bei verdorbenem Magen oder als Blutreinigungstee ist das Kraut immer noch empfehlenswert.

Man findet den Ehrenpreis überall in Europa in lichten Wäldern und trockenen Heidegebieten. Es wird – blühend – im Mai und Juni geerntet. Aus dem Kraut be-

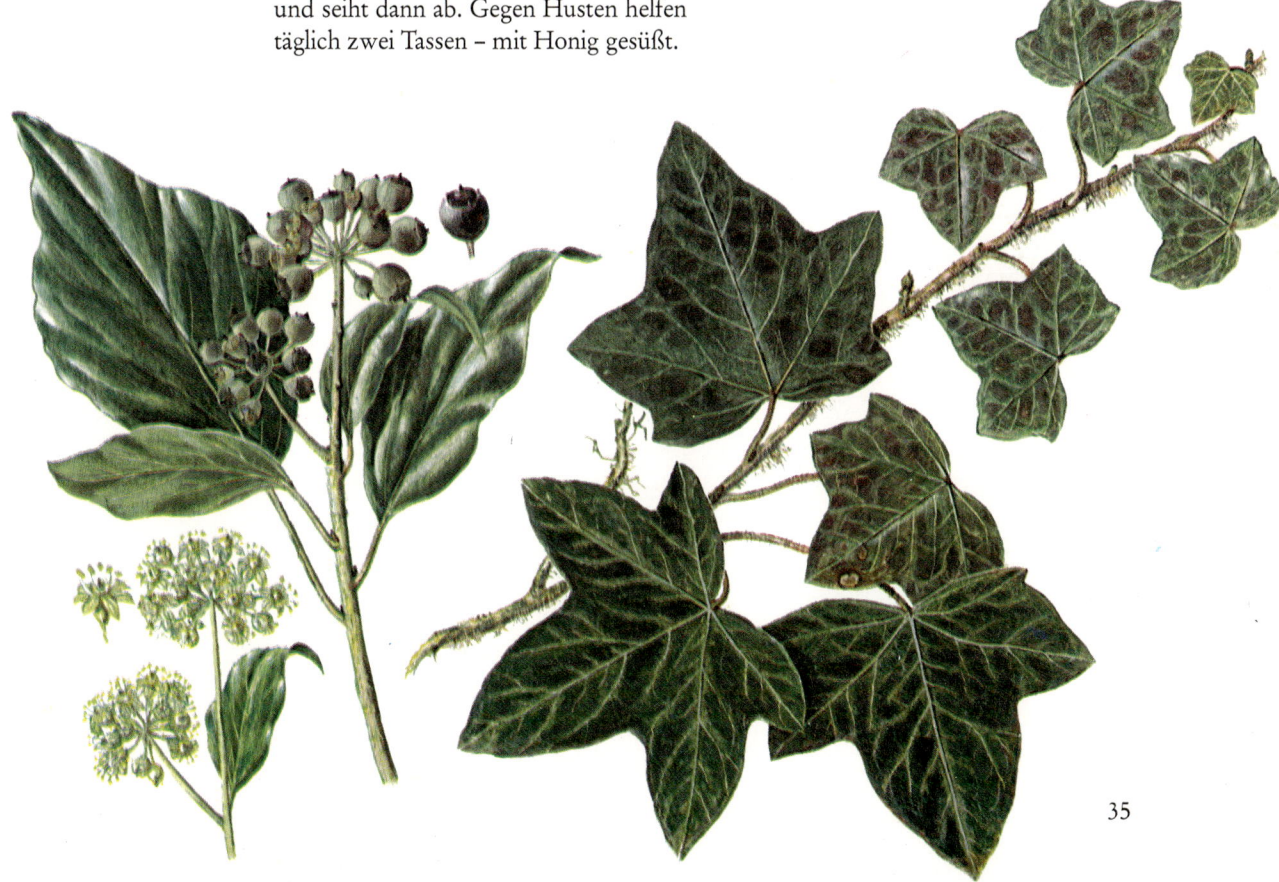

35

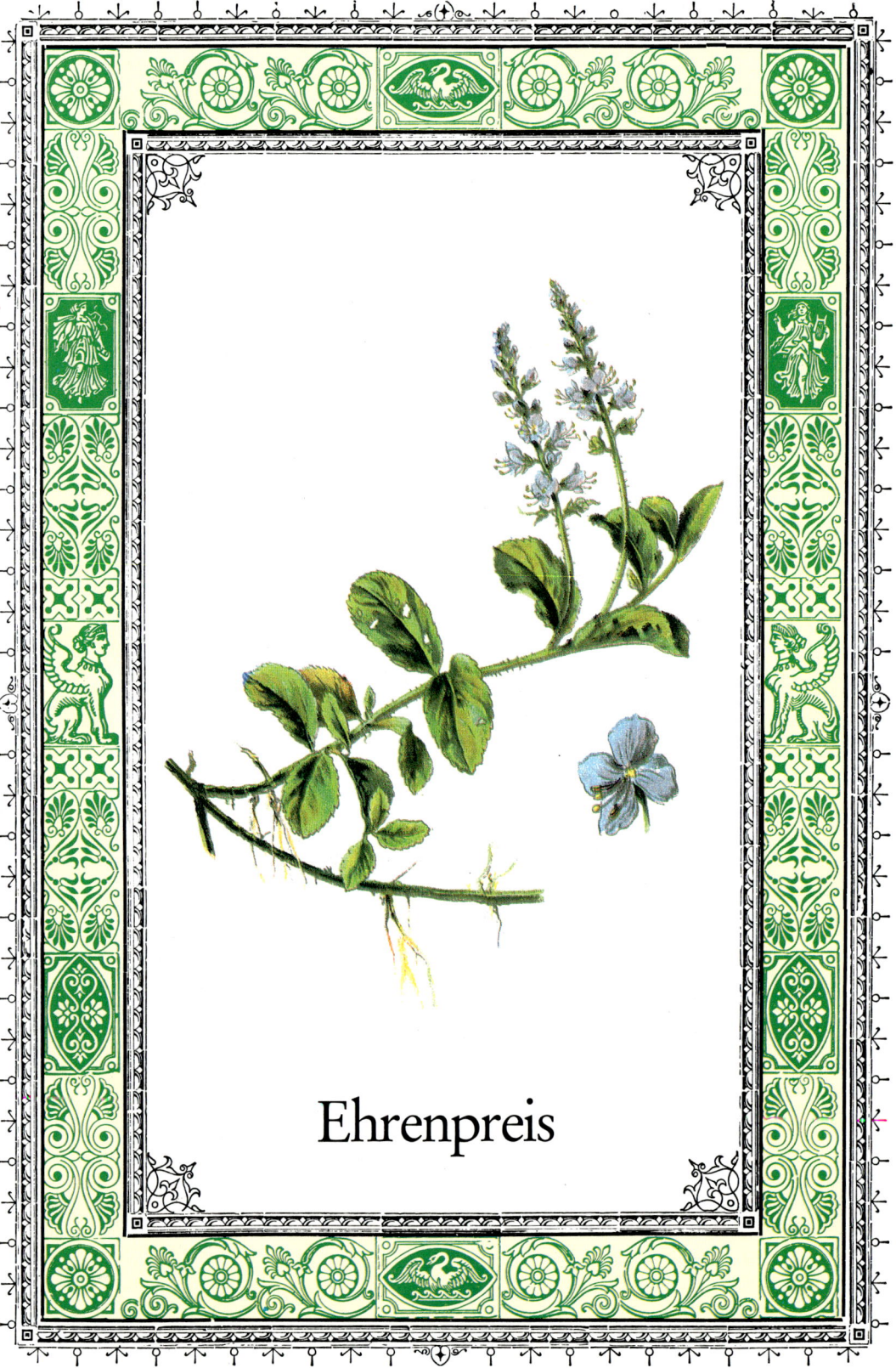

Ehrenpreis

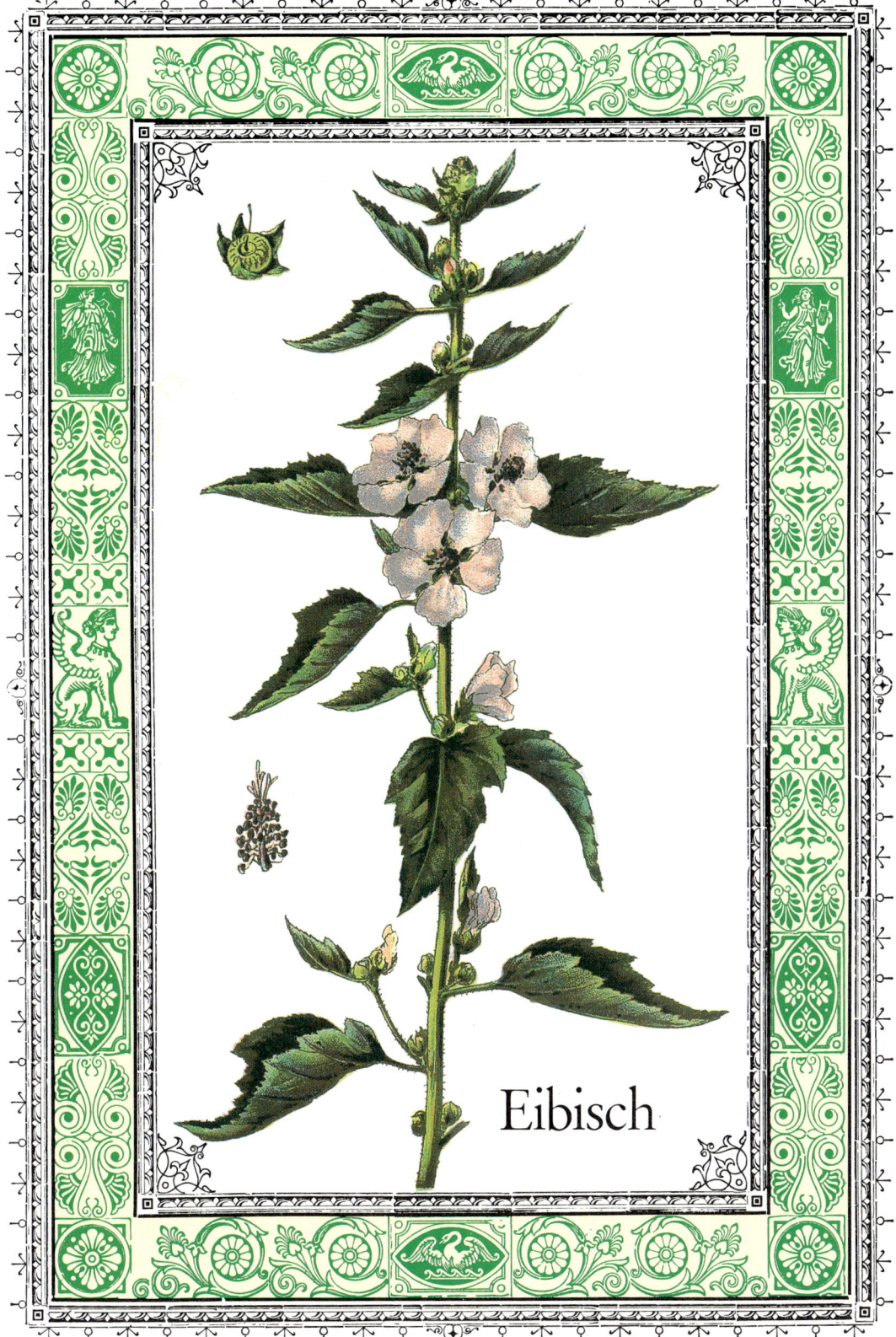

Eibisch

reitet man Tee: Man nimmt zwei Teelöffel getrockneten Ehrenpreis und übergießt ihn mit einem Viertelliter kochendem Wasser. Nach zehn Minuten seiht man ab und trinkt den Tee mäßig warm in kleinen Schlucken.

Eibisch

Althaea officinalis

Der Name „althaea" kommt wahrscheinlich vom griechischen „althaino" – „ich heile". In diesem Sinn wurde der Eibisch in antiker Zeit von den Ärzten Plinius und Dioskurides sowie dem Naturforscher Theophrast beschrieben. Karl der Große befahl den Eibisch wegen seiner heilenden Kräfte auf den kaiserlichen Ländereien anzubauen.

In der Renaissancezeit wurde die Pflanze als Allheilmittel benutzt. Sie sollte gegen Husten, Magenbeschwerden, Zahnweh, Geschlechtskrankheiten und vieles andere helfen. Hatte man Eibisch, so war gar keine andere Medizin mehr nötig.

Natürlich war das übertrieben. Immerhin wird Eibisch heute noch wegen dem hohen Gehalt an Schleimstoffen, die sich wie eine Schutzschicht über die Schleimhäute legen, bei Bronchialbeschwerden angewendet. Entzündete Schleimhäute können unter der schützenden Schicht gut abheilen.

Die Heimat des Eibisch ist Mittel-, Süd- und Osteuropa. In Deutschland kommt er – allerdings selten – verwildert auf feuchten Wiesen und im Ufergebüsch auf salzhaltigem Boden vor. Der dicke Wurzelstock wird im März und April oder im Oktober und November ausgegraben. Man schabt den korkartigen Überzug ab und trocknet die Wurzel. Auch Blüten und Blätter werden gesammelt, am besten

im Juli und August. Zum Tee kann man alles verwenden – zwei Teelöffel der Wurzel oder der Blüten und Blätter werden mit einem Viertelliter Wasser kalt angesetzt. (Mit heißem Wasser käme die nicht erwünschte Stärke mit in den Tee.) Diesen kalt angesetzten Tee läßt man eine Stunde stehen, rührt aber ab und zu um. Dann seiht man durch einen Kaffeefilter ab. Erst jetzt wird der Tee erhitzt und ungesüßt getrunken.

Echtes Eisenkraut

Verbena officinalis

Es gibt, schlecht gerechnet, 2600 Arten von Eisenkrautgewächsen. Das Echte Eisenkraut ist aber der einzige in Europa wildwachsende Vertreter dieser Gattung. Es war früher eine sehr beliebte Heil-, aber auch Zauberpflanze. Mathias Grünewald hat sie sogar 1515 sehr akkurat auf seinem „Isenheimer Altar" dargestellt.

Eisenkraut ist anspruchslos. Es wächst auf Schuttplätzen, auf Ödland und an Wegrändern. Man sammelt zwischen Juli und September die ganze Pflanze und trocknet sie.

Die im Eisenkraut enthaltenen Bitter- und Gerbstoffe helfen bei leichten Magenbeschwerden, bei Durchfall und Appetitlosigkeit. Man nimmt sie in einem Tee zu sich, der aus zwei Teelöffeln der getrockneten Pflanze besteht, die mit einem Viertelliter kochendem Wasser übergossen werden. Der Tee muß fünf Minuten ziehen und wird dann abgeseiht.

Häufig wird dieser Tee auch bei Umschlägen zur Wundbehandlung benutzt: Wunden heilen besser, wenn man täglich mehrmals solche Umschläge auflegt.

Den Eibisch haben wir – als Zeichnung, die um die Jahrhundertwende entstand – auf der vorausgegangenen Seite abgebildet.

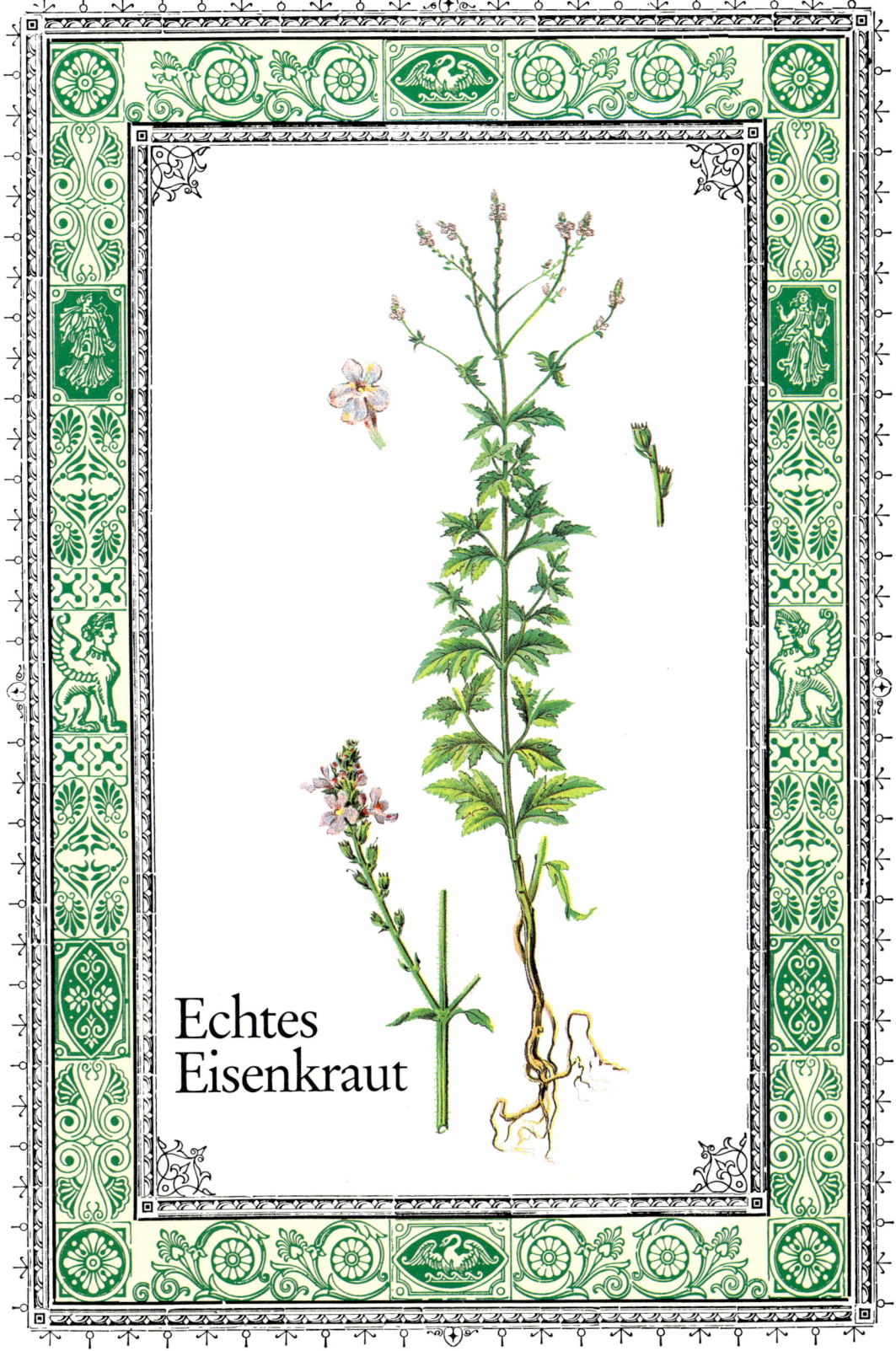

Echtes
Eisenkraut

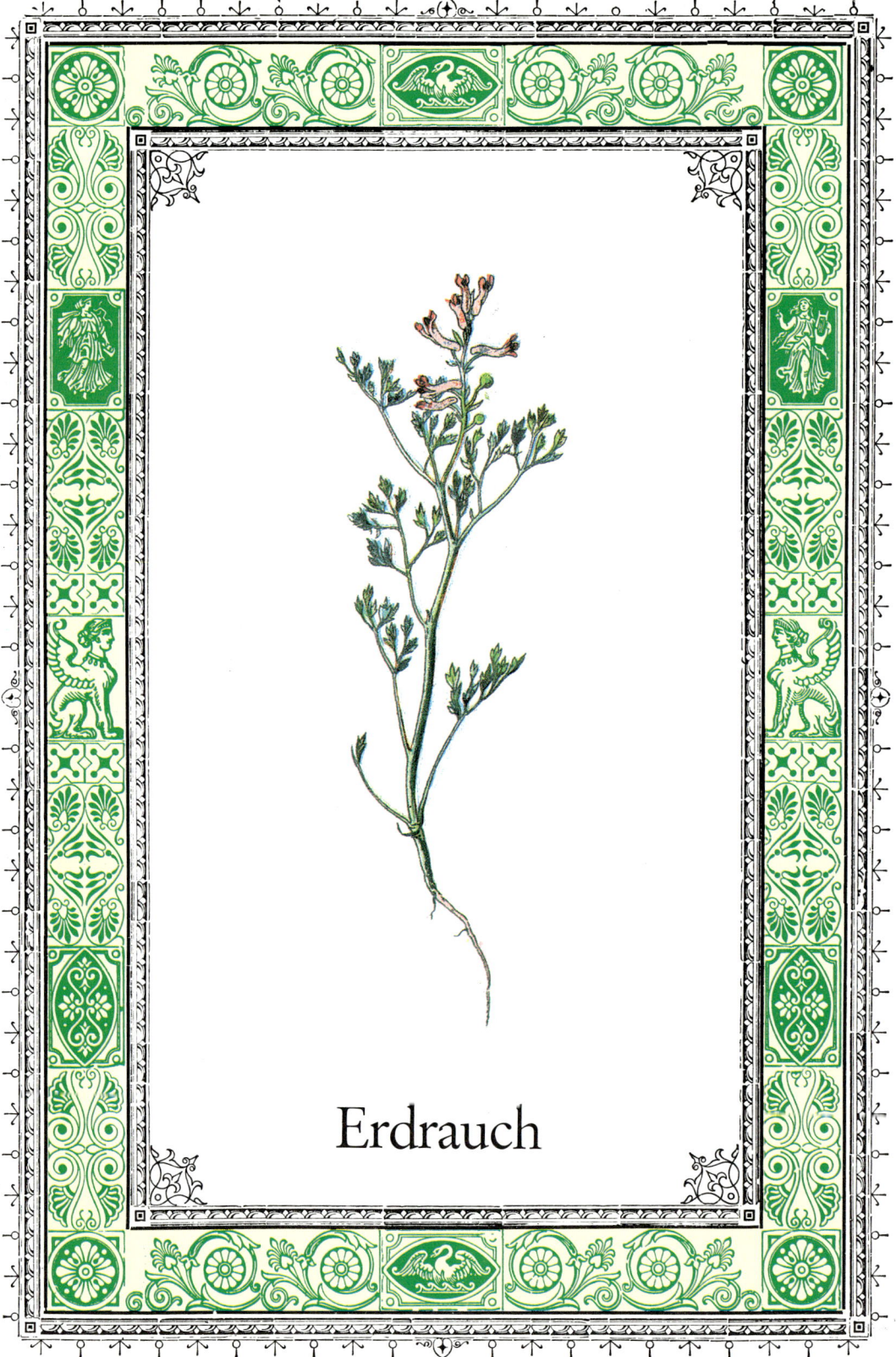

Erdrauch

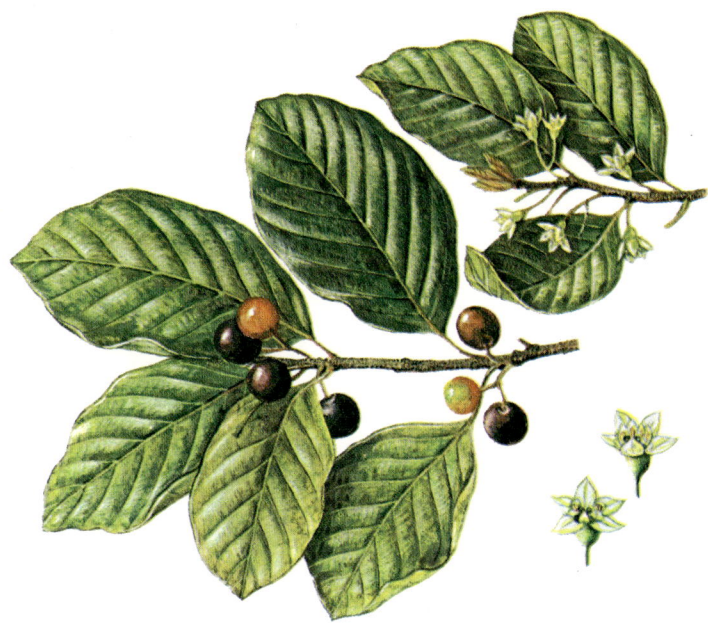

mit einem Viertelliter Wasser zu übergießen. Dann bringt man das Gemisch zum Sieden, läßt noch zehn Minuten ziehen und seiht dann ab. Von diesem Tee soll man täglich drei Tassen trinken – nicht mehr, weil sonst der Blutdruck zu sehr sinken könnte.

Faulbaum

Rhamnus frangula

Mit Faulheit hat er nichts zu tun. Der Name kommt vom fauligen Geruch der frischen Rinde, in der sich die wirksamen Stoffe befinden. Der botanische Beiname „frangula" rührt vom lateinischen „frangere" her, was „zerbrechen" heißt. Das Holz des Baumes ist wirklich leicht zerbrechlich.

Die Rinde muß getrocknet und mindestens ein Jahr gelagert werden. Frische Rinde enthält giftige Anthrone. Die oxidieren aber bei der Lagerung zu wirksamen Anthrochinonen. Sie wirken als mildes Abführmittel, beeinflussen vor allem den Dickdarm und regulieren die Darmbewegung. Bei der Einnahme muß man wissen, daß die Wirkung erst nach sechs bis zehn Stunden eintritt, dann aber längere Zeit anhält. Daher wird die Faulbaumrinde vor allem bei chronischer Verstopfung angewandt. Bewährt hat sie sich auch bei der Behandlung von Schwächezuständen des Darmes und bei Hämorrhoiden.

Die Faulbaumrinde führt im Gegensatz zu vielen anderen Präparaten nur selten zur Gewöhnung. Trotzdem sollte sie nur angewendet werden, wenn man sie wirklich braucht.

Für den Tee nehmen Sie pro Tasse einen Teelöffel der getrockneten, zerkleinerten Rinde. Sie setzen kalt an und lassen über Nacht ziehen. Vor dem Trinken lassen Sie den Tee kurz aufkochen.

Der Faulbaum (oben) wächst in Europa im Unterholz lichter feuchter Auwälder. Gesammelt werden die röhren- oder rinnenförmigen Rindenstücke von Ende Mai bis Ende Juni.

Erdrauch

Fumaria officinalis

Die grauen Pflanzenbüschel sehen von weitem aus, als käme da Rauch aus der Erde. Auch das lateinische „fumus", von dem sich „Fumaria" ableitet, bedeutet Rauch. Einst verbrannte man die Pflanze und trieb mit ihrem Rauch viel Zauberei. Der Erdrauch gehört zur Familie der Mohngewächse, die reich an Alkaloiden sind. Beim Erdrauch ist es das Fumarin, das in niedriger Dosis blutdrucksteigernd wirkt, in hoher Dosis aber den Blutdruck senkt. Das Alkaloid wirkt ferner krampflösend - besonders auf die Gallenwege. Der Erdrauch reguliert ganz natürlich die Funktion der Gallenblase. Produziert diese zuviel Galle, so hemmt die Pflanze den Gallefluß. Produziert sie zuwenig, wird sie durch Erdrauch angeregt.

Die ganze Pflanze wird zur Blütezeit im Juni und Juli gesammelt. Man trocknet sie und nimmt einen Teelöffel voll, um ihn

Dem Erdrauch (links) wurden noch viele andere Namen gegeben: Brautkraut, Heilandskraut, Herrgottsschühchen, Katzenheilkraut, Kolikgras, Krätzekraut, Liebeskraut, Magenkraut, Melancholiekraut.

41

Fenchel

Foeniculum vulgare

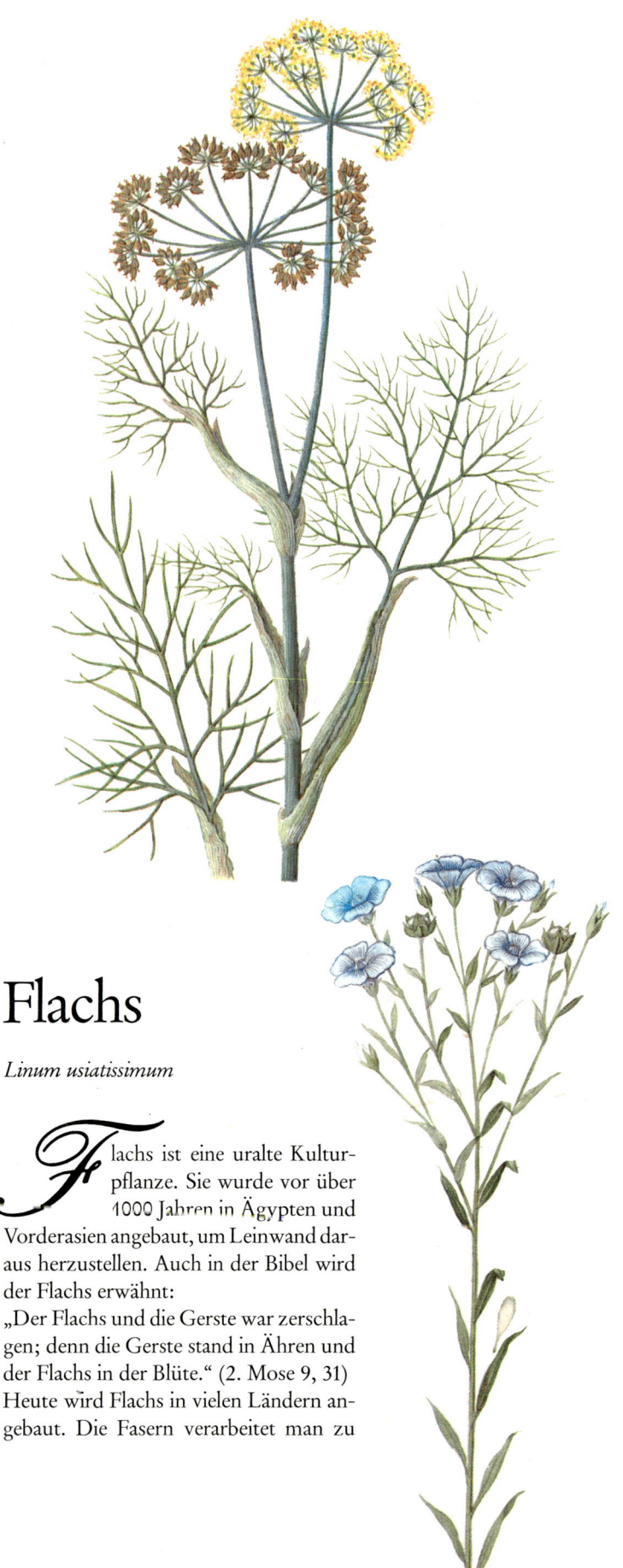

Der Fenchel ist seit Jahrhunderten eine der beliebtesten Heilpflanzen. Seine Heimat ist der Mittelmeerraum. Die Pflanze wächst am liebsten in sonnigen, warmen Lagen auf mergel- oder kalkreichen Böden. Im südlichen Teil Europas wird der Fenchel schon seit langer Zeit als Gemüse angebaut; von hier wurde er nach Deutschland eingeführt, wo man ihn ebenfalls anpflanzte. Heute findet man ihn aber auch bei uns wildwachsend. Die Früchte werden nach der Reife im September und Oktober gesammelt.

Schon vor zweitausend Jahren lobte der griechische Arzt Dioskurides den Fencheltee zur Milchbildung bei stillenden Müttern. Der Geschmack des Fenchels ähnelt dem des Anis. Das kommt von seinem ätherischen Öl, das sich mit dem des Anis vergleichen läßt.

Für Fencheltee übergießen Sie einen gehäuften Teelöffel zerdrückter Fenchelsamen mit einem Liter kochendem Wasser. Nach zehn Minuten können Sie abseihen. Man benutzt den Tee bei leichter Schwäche des Magens und des Darmkanals. Er wirkt blähungstreibend und leicht auswurffördernd. Für Kinder ist er als Schlaftee geeignet. Auch zur Blutreinigung und bei Appetitlosigkeit nimmt man ihn.

Gegen Husten soll man pro Tag fünf Tassen Fencheltee trinken – mit Honig gesüßt. (Nimmt man ihn als Magen- oder Darmtee, darf man allerdings keinen Honig verwenden).

Sehr wirksam – bei Blähungen, Völlegefühl und Aufstoßen – ist Fenchel-Tinktur: 50 Gramm zerstoßene Fenchelsamen auf einen Viertelliter Trinkspiritus. Für Kinder stellt man Fenchel-Sirup her, nimmt statt dem Weingeist Wasser und gibt tüchtig Honig dazu.

Flachs

Linum usiatissimum

Flachs ist eine uralte Kulturpflanze. Sie wurde vor über 1000 Jahren in Ägypten und Vorderasien angebaut, um Leinwand daraus herzustellen. Auch in der Bibel wird der Flachs erwähnt:
„Der Flachs und die Gerste war zerschlagen; denn die Gerste stand in Ähren und der Flachs in der Blüte." (2. Mose 9, 31)
Heute wird Flachs in vielen Ländern angebaut. Die Fasern verarbeitet man zu

Leinen; die Samen – die im August reif sind – werden gepreßt, um Leinöl zu bekommen. Dieses Öl wird viel benutzt. Kunstmaler verwenden es zum Anrühren ihrer Farben, Schreiner brauchen es zum Einlassen des Holzes, Ernährungswissenschaftler schätzen es wegen des hohen Gehalts an ungesättigten Fettsäuren.

Auch in der Heilkunde wird es seit langem verwendet. Durch die Quell- und Gleitstoffe sowie den öligen Anteil sind Leinsamen ein gutes und unschädliches Mittel zur Stuhlregulierung, das auch geschwächte Därme zu mehr Bewegung anregt. Außerdem wirkt Leinsamen entzündungshemmend und krampflösend, weshalb man ihn bei Magen-, Darm- und Nierenentzündungen sowie bei chronischer Bronchitis anwendet.

Ein heißer Brei aus Leinsamen, in einen Leinenbeutel gefüllt, hilft bei Geschwüren, Furunkeln und Magenkrämpfen. Die mittelalterliche Wissenschaftlerin Hildegard von Bingen empfahl den Brei zur Heilung von Brandwunden. In China wird er sogar bei frühgealtertem Aussehen und ergrauendem Haar benutzt.

Zur inneren Anwendung schrotet man zwei bis drei Eßlöffel Leinsamen oder läßt sie eine Stunde in Wasser quellen. Man mischt sie dann mit Müsli, Joghurt oder Kompott. Das hilft nicht nur; das schmeckt auch gut.

Frauenmantel

Alchemilla vulgaris

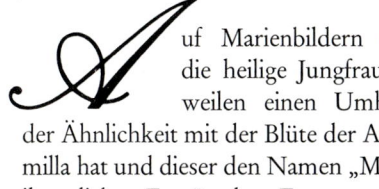

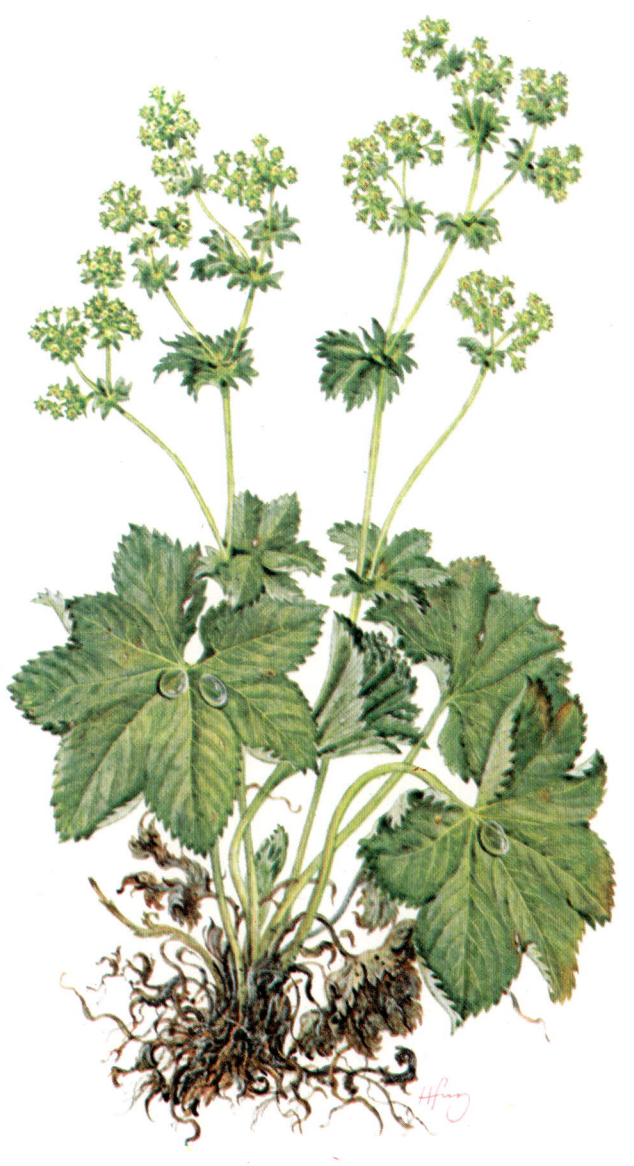

Auf Marienbildern trägt die heilige Jungfrau zuweilen einen Umhang, der Ähnlichkeit mit der Blüte der Alchemilla hat und dieser den Namen „Mantel ihrer lieben Frau" oder „Frauenmantel" gab.

Der Name „Frauenmantel" könnte außerdem auf eine Pflanze schließen lassen, die bei Frauenkrankheiten angewendet wird. So ist es auch. In der Volksheilkunde wird der Frauenmantel bei Wechseljahrbeschwerden und zu starker Monatsblutung angewandt. (Bei den Germanen war der Frauenmantel Frigga geweiht, der Göttin der Natur und Fruchtbarkeit.)

Man findet die Pflanze überall in Europa – wildwachsend auf feuchten Wiesen, an Wald- und Straßenrändern. Während der Blütezeit von Mai bis August werden die oberirdischen Pflanzenteile gesammelt. Davon wird ein schwach gehäufter Eßlöffel mit einem Viertelliter Wasser zum Sie-

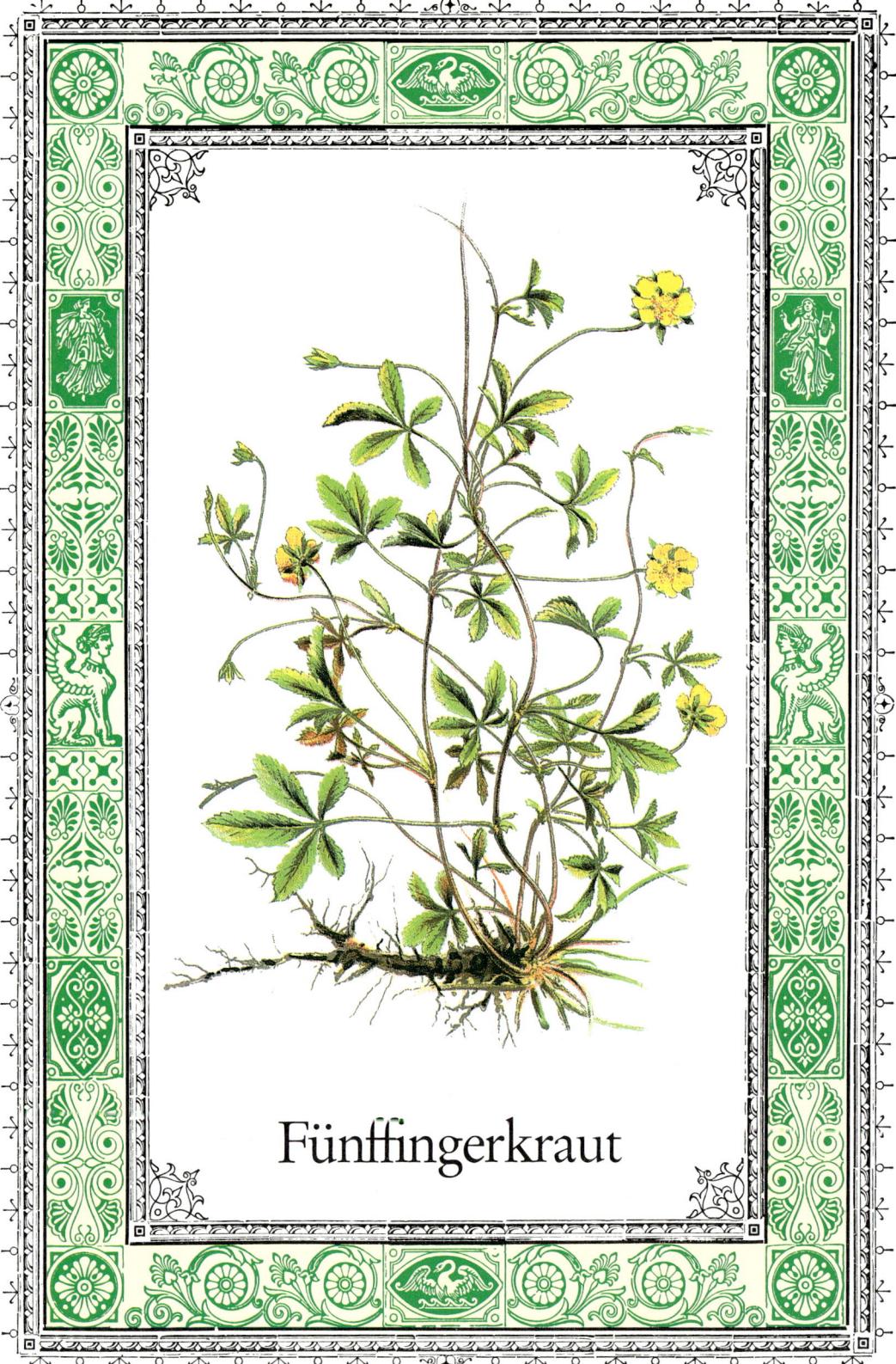

Fünffingerkraut

den erhitzt. Man läßt den Tee zehn Minuten ziehen und seiht dann ab. Bei Magen- und Darmbeschwerden soll man täglich drei Tassen davon trinken. Der hohe Gerbstoffgehalt der Pflanze ist sehr hilfreich.

Fünffingerkraut

Potentilla reptans

Die handförmig geteilten Blätter gaben dem Fünffingerkraut den Namen. Es wächst meist auf lockerem, leicht kalkigem Boden. Interessanterweise nimmt die Behaarung der Blätter ab, je weiter nördlich oder westlich die Pflanze wächst. Auch der Wirkstoffgehalt hängt vom Standort ab. Das wirksamste Fünffingerkraut wächst in Alpenregionen. Im Juli und im August blüht es mit auffallend gelben Blüten. In dieser Zeit wird die ganze Pflanze gesammelt.

Früher war das Kraut in der Volksheilkunde sehr beliebt; es wurde bei vielen Krankheiten angewendet. Ein altes Kräuterbuch empfiehlt es beispielsweise wider die Lungensucht: „Nimm frisch ausgepreßten und geläuterten Fünffingerkrautsaft, sauberen Jungfrauen-Honig und frischen Mayen-Butter, jedes acht Loth, thue es in ein Pfännlein und lasse es über einem Feuerlein sieden, bis es zur Dicke eines Latwergs wird, hernach bewahre es in einem Zucker-Glas: von diesem Latwerg solle der Lung-Süchtige alle Morgen einen halben Löffel voll nehmen, solches sachte im Munde vergehen, und gemächlich herunter schleichen lassen."

Heute wird das Fünffingerkraut bei Störungen im Magen-Darm-Bereich eingesetzt. Der hohe Gerbstoffgehalt bewirkt hier vieles.

Einen Tee bereiten Sie sich aus zwei gehäuften Teelöffeln des getrockneten Krautes, das Sie mit einem Viertelliter kochendem Wasser übergießen. Nach zehn Minuten seihen Sie ab. Zwei bis drei Tassen täglich sind die richtige Dosierung.

Gänsefinger-kraut

Potentilla anserina

Gänse knabbern besonders gern an den Pflanzen. So kommen die Samen in den Magen der Gänse und werden mit dem Kot wieder ausgeschieden. Auf diese Weise verbreitet sich die Pflanze – und so kam das Gänsefingerkraut zu seinem Namen.

Man findet Gänsefingerkraut auf Wiesen, grasigen Waldplätzen und an Wegrändern. Gesammelt wird es während der

Das Gänsefingerkraut (unten) wird auch in der Tiermedizin verwendet. Zum Beispiel hilft bei Mauke, einer Hufkrankheit der Pferde, ein mit dem Tee getränkter Umschlag.

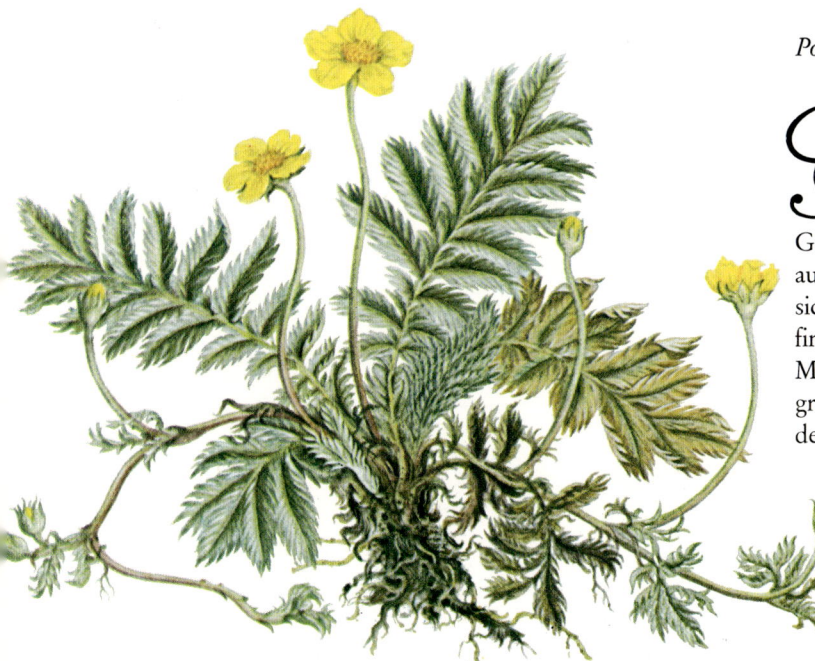

45

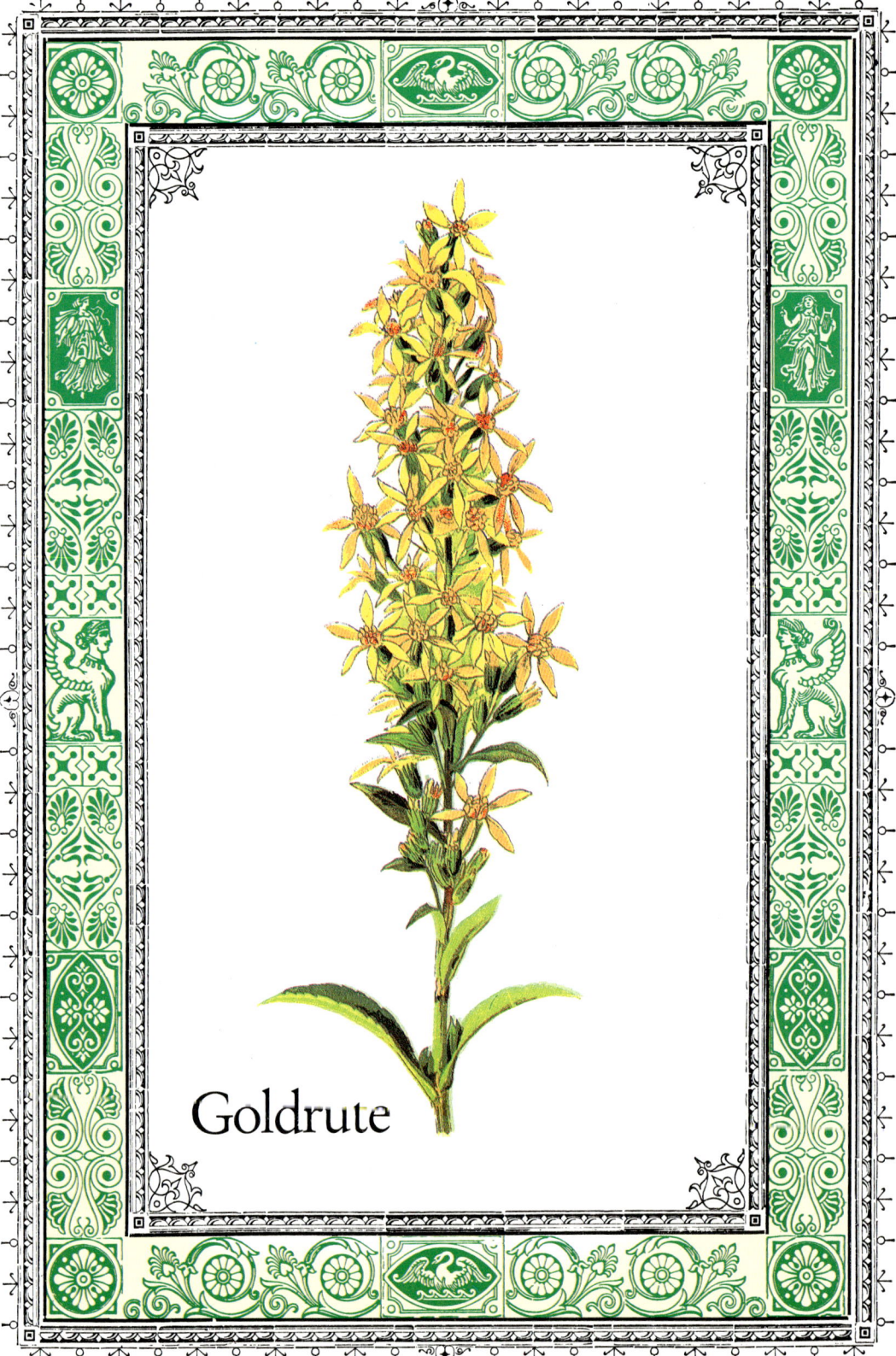

Goldrute

*Die Gundelrebe (unten)
stand im Ruf, Hexen zu
entlarven: „Wenn man
Gundermann auf Walpurgis
abend sammelt und hernach
mitten in der Nacht einen
Kranz daraus macht und
solchen am folgenden Tag
auf den Kopf setzt, so kann
man alsdann die Hexen
kennen.“*

Blütezeit von Mai bis Juni. Durch den hohen Gerbstoffgehalt nutzt die Pflanze bei Magen- und Darmbeschwerden – vor allem, wenn sie mit krampfartigen Schmerzen auftreten. (Wiederkäuer, die an Magenverstimmung leiden, fressen instinktiv Gänsefingerkraut!) Tee bereitet man aus zwei gehäuften Teelöffeln getrockneten Krautes, die mit einem Viertelliter kochendem Wasser übergossen werden. Man läßt den Tee zehn Minuten ziehen und seiht dann ab. Zwei bis drei Tassen soll man täglich trinken.

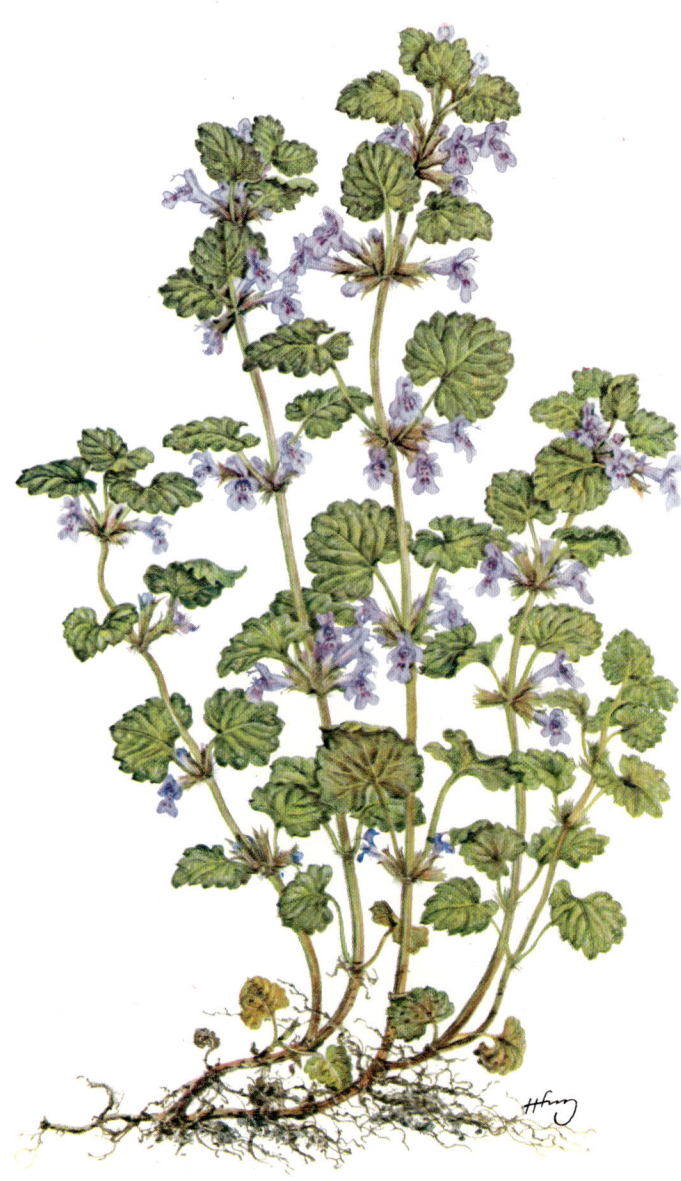

Goldrute

Solidago virgaurea

Der botanische Beiname „virgaurea" bedeutet, wörtlich übersetzt, „Goldrute". Dazu führten das kräftige Gelb der Blütenkörbchen und der rutenartige Wuchs der Pflanze. Der Hauptname „Solidago" setzt sich aus den lateinischen Wörtern „solidus" (fest) und „agere" (wirken) zusammen. Er bezeichnet eine starke Heilpflanze.

Heute wird sie hauptsächlich zur Behandlung von Nierenentzündungen und zur Nachbehandlung eingesetzt. Auch wenn eine Nierenerkrankung zu Bluthochdruck führt, nützt die Goldrute: Sie erweitert die verengten Blutgefäße in der Niere.

Die Goldrute wächst wild an trockenen, sandigen und sonnigen Stellen. Während der Blüte von Juli bis September werden die oberirdischen Teile der Pflanze gesammelt.

Für einen Goldrute-Tee nimmt man einen bis zwei Teelöffel der getrockneten Pflanze auf einen Viertelliter Wasser und bringt dies zum Sieden. Man läßt den Tee zwei Minuten ziehen und seiht ab.

Gundelrebe

Glechoma hederacea

Die Gundelrebe gilt heute ganz allgemein als gesunde Pflanze – voller Gerb- und Bitterstoffe, mit zahlreichen Mineralien und Vitamin C. Das Kraut wird frisch genutzt. Dann kommen die Inhaltsstoffe am besten zur Wirkung, weil beim Trocknen das ätherische Öl und damit der et-

47

was herbe aromatische Geschmack verschwindet. Man verwendet das Gewächs als Bestandteil einer Kräutersuppe oder als Gemüse, das wie Spinat zubereitet wird. Doch die beste Art, Gundelrebe zu essen, ist ein Frühlingssalat. Dazu mischt man sie mit Kerbel, Brunnenkresse, Gänseblümchen und jungen Schafgarbeblättern. Durch die leichte Reizwirkung wird die Aktivität der meisten Körperorgane gesteigert.

Das kriechende Kraut kommt bei uns in Gebüschen und an Waldrändern vor. Der Name „Gundelrebe" kommt wahrscheinlich vom gotischen „Gund" (Eiter, Geschwür); man nahm an, die Pflanze sei gegen solche Peinlichkeiten gut. Die mittelalterliche Pflanzenkundlerin Hildegard von Bingen empfahl die Gundelrebe für erfrischende Bäder; das war schon sinnvoller.

Diese Kerne sind die Früchte der aus Persien stammenden Pflanze. Korrekt ausgedrückt: es sind Nüßchen. Die leuchtendrote Scheinfrucht, die diese Nüßchen umschließt, ist der Träger der wirkungsvollen Inhaltsstoffe. Das sind die Vitamine A, B1, B2, K, P und sehr viel Vitamin C. Mineralstoffe, Gerbstoffe und Flavonide kommen hinzu.

Ihren Namen bekam die Hagebutte, die auch Hundsrose (genau wie im Lateinischen) genannt wird, von den mittelhochdeutschen Wörtern „Hag" (dichtes Gebüsch) und „butte" (dem Gefäß, in dem die Samen sitzen; auch der Apfelbutzen hat diesen Wortstamm).

Die reifen Hagebutten sammelt man im Herbst. Sie werden aufgeschnitten und schnell getrocknet; das kann im Backofen geschehen, wenn die Temperatur nicht höher als 40 Grad ist. Ihre Wirkstoffe machen die Hagebutte zu einer wertvollen Heilpflanze, die in Erkältungszeiten auch vorbeugende Wirkung hat. Man bereitet sich dazu einen Tee aus zwei gehäuften

Hagebutte

Rosa canina

Das ist ein sehr beliebter Kinderstreich: dem Freund die kleinen Kerne der Hagebutte mit ihren Borstenhaaren ins Hemd zu tun. Das wirkt besser als jedes Juckpulver.

48

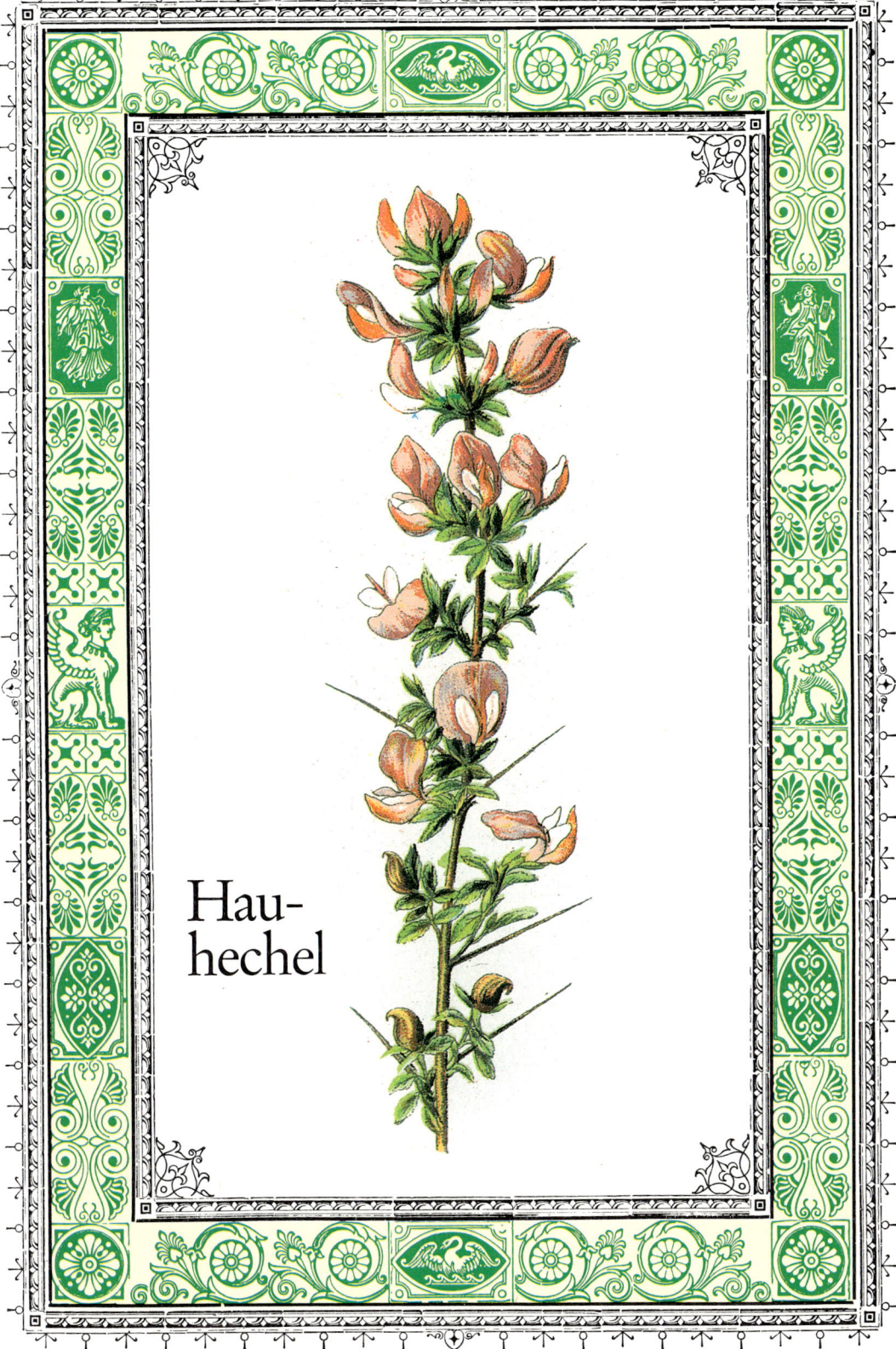

Hau-
hechel

Teelöffeln der zerkleinerten, getrockneten Früchte, die man mit einem Viertelliter Wasser übergießt. Das wird zum Sieden erhitzt und muß zehn Minuten kochen. Hagebuttentee können Sie auch in der Thermoskanne auf Reisen mitnehmen. Seine Wirkung wird dadurch kaum geringer – wenn es nicht gerade Wochen dauert.

Bei Fieber wirkt der Tee erfrischend, außerdem werden durch das Vitamin C die Abwehrkräfte des körpereigenen Immunsystems erhöht; immerhin enthalten Hagebutten fünfmal mehr von diesem Vitamin als die hochgelobten Zitronen. Interessant ist, daß der Vitaminanteil der Hagebutte durch das Kochen nicht zerstört wird. Durch den Gehalt an Fruchtsäuren und Pektinen wirkt der Tee auch leicht abführend, was zur Ausscheidung von Giftstoffen beiträgt.

Einen guten Haustee gegen Erkältungen kochen Sie sich aus 25 Gramm Hagebutten (mit Kernen!) und 25 Gramm Lindenblüten. Dazu gehört noch etwas Zitronensaft. Zwei bis drei Tassen am Tag sollten Sie davon trinken.

Bei den alten Griechen und Römern hatte die Hauhechel den Ruf, Nierensteinerkrankungen zu heilen. Das Kräuter-Buch von Theodori Zuingeri aus dem Jahre 1744 beschreibt die Wirkung so:

„Der Hauhechel ist eines von den führnehmsten Stein-Kräutern, so den Harn und Stein bey Menschen und Vieh austreibet, darum er auch Stein-Wurtzel gennenet wird."

Ganz falsch war das nicht. Wegen des Anteils an Saponin wird noch heute der wässerige Auszug der Hauhechel-Wurzel (die im Frühjahr oder Spätherbst ausgegraben wird) als harntreibendes Mittel und zur Blutreinigung benutzt. Da das Saponin sich im Wasserdampf verflüchtigt, darf die Wurzel nicht gekocht werden. Es ist sogar so, daß gekochte Hauhechelwurzel den Harn zurückhält, also das genaue Gegenteil bewirkt.

Deshalb übergießt man zwei Teelöffel der getrockneten und zerkleinerten Wurzel mit einem Viertelliter heißem Wasser und läßt diesen Tee an einem warmen Ort eine halbe Stunde lang ziehen. Zwei Tassen pro Tag soll man trinken, mehr nicht.

Eine historische Zeichnung der Hauhechel sehen Sie auf der vorangegangenen Seite.

Hauhechel

Ononidis spinosa

Die Pflanze ist in ganz Europa verbreitet. Sie wächst wild auf trockenen Wiesen, auf Ödland und an Waldrändern. Ihr Name kommt von den Bauern, welche die bis zu 50 Zentimeter tief in den Boden reichende Wurzel mit der Haue mühsam ausgruben, weil sie Angst hatten, ihr Pflug könne daran Schaden nehmen. (In manchen Gegenden glaubte man sogar, die Hauhechel könne den Pferden das Eisen vom Huf ziehen.)

Hauswurz

Sempervivum tectorum

Die 72 Pflanzen umfassende Landgüterverordnung Kaiser Karls des Großen schließt mit dem Satz: „... und der Landmann hat auf seinem Hause die Hauswurz zu haben."

Sie galt als ein ganz erstaunliches Gewächs – gegen zahlreiche Krankheiten ebenso wirksam wie gegen Blitzschlag.

Als Heilpflanze ist sie noch heute beliebt. Der frisch gepreßte Saft der Blätter wirkt kühlend und zusammenziehend bei Wunden, Entzündungen und Geschwüren. Er enthält viele Mineralien, dazu Fruchtsäure, Ameisen- und Apfelsäure sowie Pflanzenschleim und Gerbstoffe. Als Tee getrunken, gleichzeitig in Form eines leichten Absuds für Umschläge eignet sich die Pflanze bei Hautleiden. Die moderne Medizin führt das vor allem auf den Gehalt an Apfelsäure zurück, die heute häufig gegen Schuppenflechte verschrieben wird.

Kurioserweise ist sogar die Blitzableiter-Funktion der Hauswurz belegt. Ihr botanischer Name – Sempervivum tectorum – setzt sich aus den lateinischen Wörtern „semper" (immer), „vivere" (leben) und „tectus" (Dach) zusammen. So heißt die Hauswurz also „Pflanze, die immer lebt und auf den Dächern wächst".

Zwar machte sich mancher darüber lustig, wie zum Beispiel Otto Brunfels, der 1532 ein berühmtes Kräuterbuch herausbrachte. Er spöttelte: „. . . must freilich ein stumpffer und ein doller blytz sein, den solchiges klein kreutlein solt widerlegen." Doch es zeigte sich, daß Häuser, auf denen die Hauswurz wächst, tatsächlich weniger vom Blitz getroffen wurden. Warum?

Die moderne Naturwissenschaft untersuchte das Phänomen und fand heraus, daß jedes Blatt der Hauswurz ein sehr guter Stromleiter ist und außerdem in einer feinen Spitze endet. So wird der elektrische Spannungsausgleich zwischen dem Haus und der Luft beruhigt. Solche Häuser werden also durchaus von gewittrigen elektrischen Entladungen heimgesucht, aber es baut sich kein extremes Spannungsgefälle auf, das zum Blitzschlag führt. Ein paar hundert Hauswurzen auf dem Dach sind lauter natürliche Blitzableiter. Auch heute findet man die Pflanze noch auf Bauernhöfen und Almhütten.

Heidekraut

Calluna vulgaris

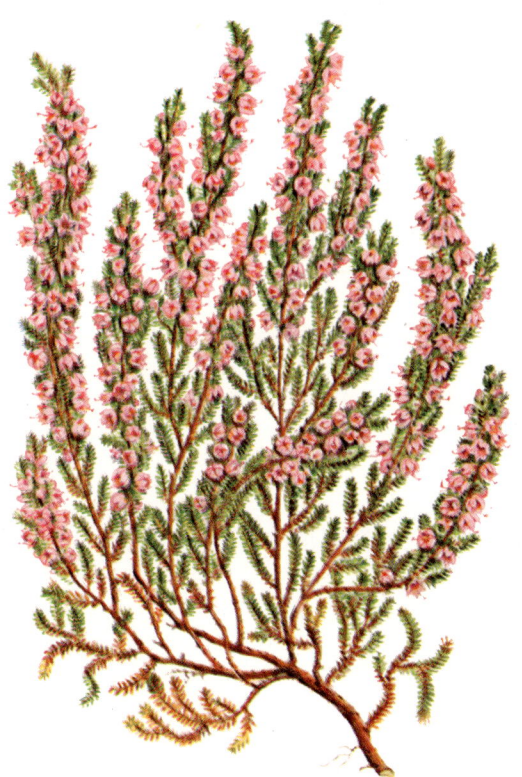

Der botanische Name des Heidekrauts, „calluna", kommt vom griechischen „kallyno". Des bedeutet „reinigen, fegen". Denn aus der Pflanze wurden Besen gemacht. In unseren Breiten geht man mit der Pflanze poesievoller um, nennt sie häufig „Erika", dichtet Lieder auf sie („Auf der Heide blüht ein kleines Blümelein, und das heißt Erika") und sagt ihr zuweilen sogar Wetterkunde nach. „Wenn da Hoidara bis en d'Spitzeln blüaht, wiad

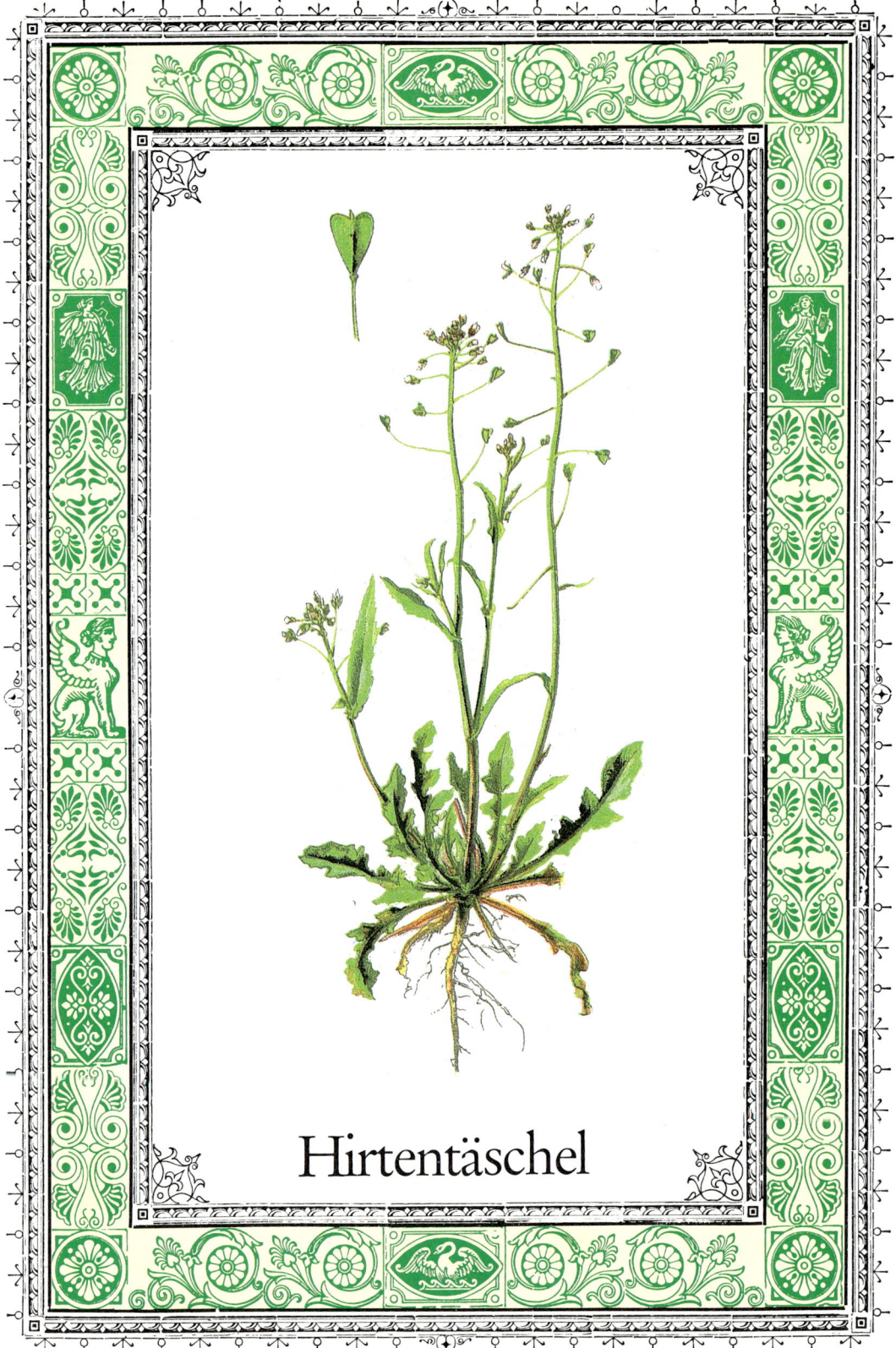

Hirtentäschel

a kalta Winta" heißt es im Bayerischen Wald: Wenn das Heidekraut bis oben blüht, folgt ein strenger Winter.

In der Heilkunde verwendet man die Blüten und die Krautspitzen des Zwergstrauchs. Gesammelt wird im September. Die Pflanze enthält Quercetin, ein Flavonoid, und auch Arbutin. Beides wirkt blutreinigend und harntreibend. Kräuterpfarrer Sebastian Kneipp empfahl das Heidekraut wegen seiner entwässernden Eigenschaften bei Gicht und Rheuma.

Für einen blutreinigenden und harntreibenden Tee nimmt man einen bis zwei Teelöffel getrocknetes Heidekraut, das mit einem Viertelliter kochendem Wasser übergossen wird. Nach zehn Minuten seiht man ab.

Hirtentäschel

Capsella bursa pastoris

Der Hirtentäschel ist ein häufiges, zähes Unkraut. Er wächst auf Schutthalden wie in Pflasterritzen und kann ganze Felder in Besitz nehmen. Den Namen bekam er, weil seine Früchte den Taschen ähneln, welche die Hirten im Mittelalter trugen. Sein botanischer Name „bursa pastoris" bedeutet nichts anderes als „Tasche des Hirten".

Die blutstillende Wirkung des Hirtentäschel war schon im Mittelalter bekannt. Er hilft besonders gegen Nasenbluten, Gebärmutterblutungen und zu starker Regelblutung. Die wirksamen Stoffe stecken allerdings nicht in der Pflanze selbst. Die produziert ein Pilz (Uromyces thlaspii), der die Pflanzen befällt.

Für zwei Tassen Tee nimmt man vier Teelöffel des getrockneten Krauts. Wegen ihrer Hitzeempfindlichkeit sollte man die wirksamen Amine mehrere Stunden oder

Man sollte vom Hirtentäschel (links) Frühjahrs- und Sommerpflanzen sammeln und nach dem Trocknen mischen.

über Nacht bei Zimmertemperatur ausziehen lassen. Dann erwärmt man den Tee nur ganz leicht und trinkt ihn ungesüßt in kleinen Schlucken.

Ein Verband, der mit dem Auszug getränkt ist, hilft auch bei geschwollenen Gliedern oder Rheumaschmerzen.

Schwarzer Holunder und Attich

Sambucus nigra und Sambucus ebulus

Attich, der Zwergholunder, wurde früher in der Volksmedizin sehr viel als harn- und schweißtreibendes Mittel verwendet. Doch wer größere Mengen Attichtee trinkt, erbricht und bekommt Durchfall. Außerdem sinkt sein Blutdruck. Die Samen enthalten einen harzartigen Stoff, der schleimhautreizend ist, und die Blätter ein giftiges Glykosid, das Blausäure freisetzen kann. Deshalb wird der Zwergholunder heute als Heilmittel nicht mehr benutzt.

Nach einer englischen Sage wuchs der Attich aus dem Blute der Dänen, die im elften Jahrhundert bei den Kämpfen zwischen Knud dem Großen und Edmund Ironside fielen. Er heißt in England deshalb „Dänenblut".

Der Schwarze Holunder ist dagegen nach wie vor als Heilpflanze beliebt. Er ähnelt dem Zwergholunder sehr – nur hat er kürzere, ovalere Blätter und statt der rötlichen Blüten weiße. Diese weißen Blüten waren der Grund, weshalb der Holunder zum Wohnsitz der schützenden Hausgöttin, der Frau Holle, erhoben wurde, die es, wie man weiß, ja auch schneien läßt. Schon früh sagte man dem Holunder

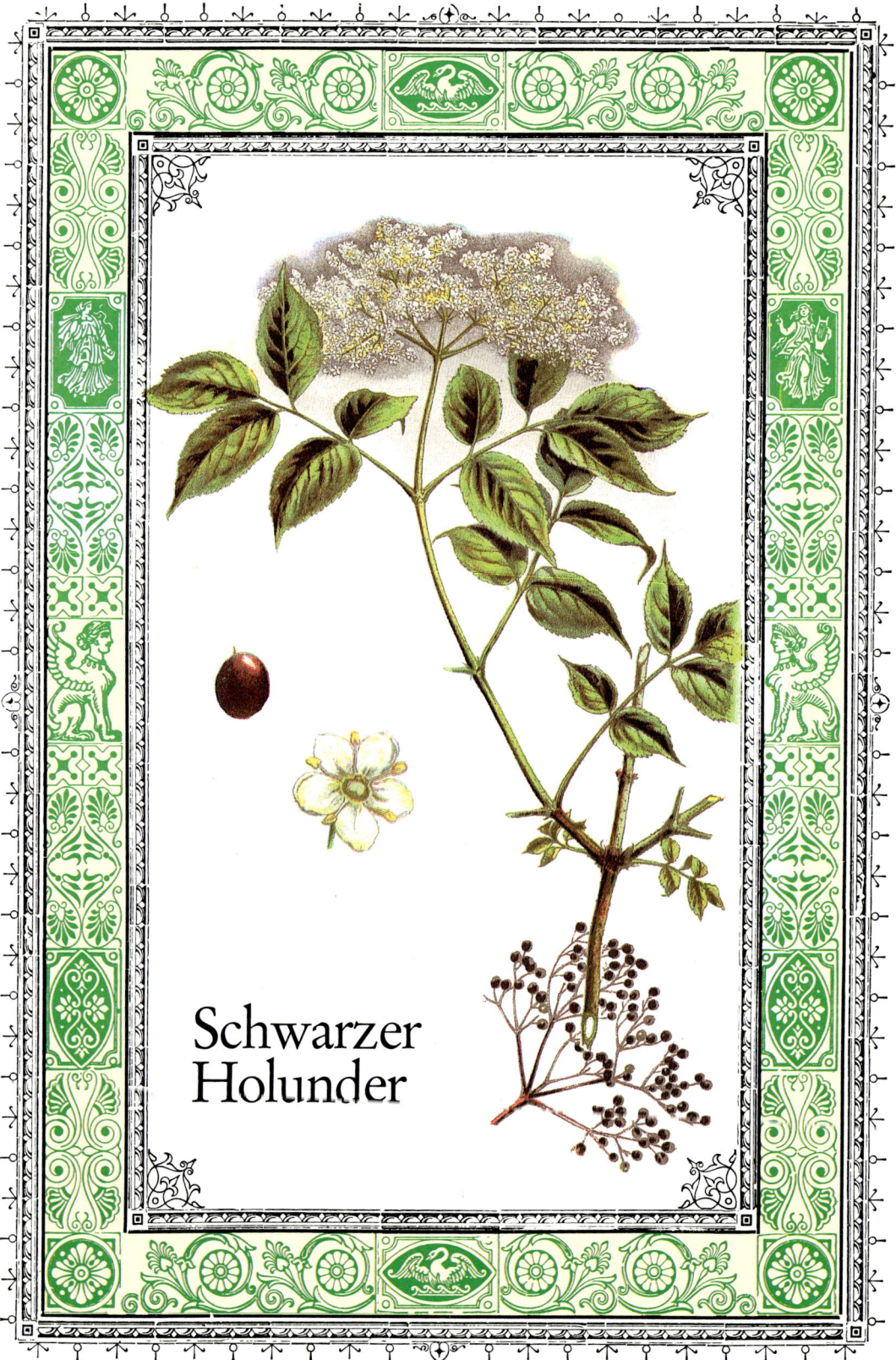

Schwarzer
Holunder

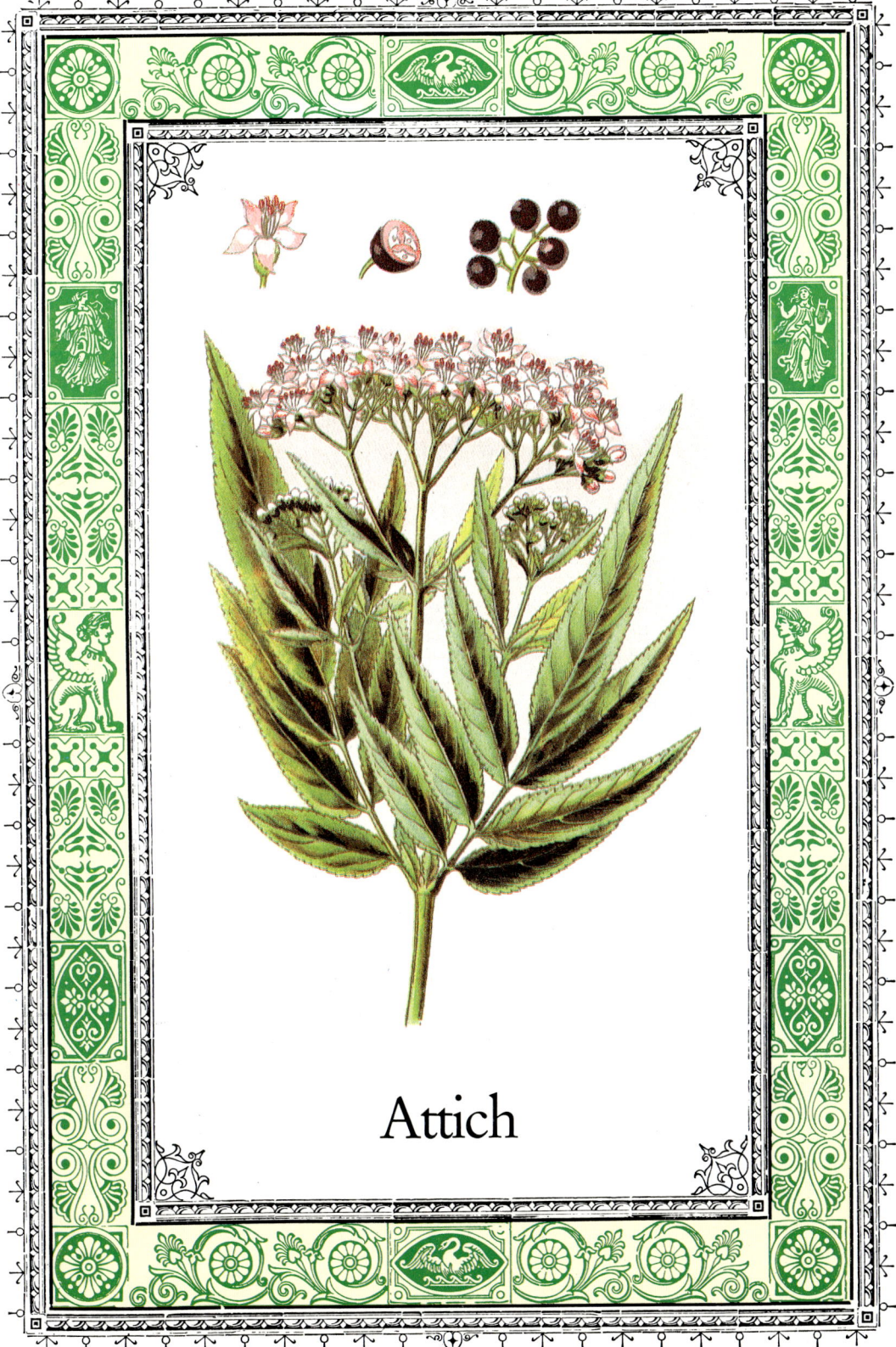

Attich

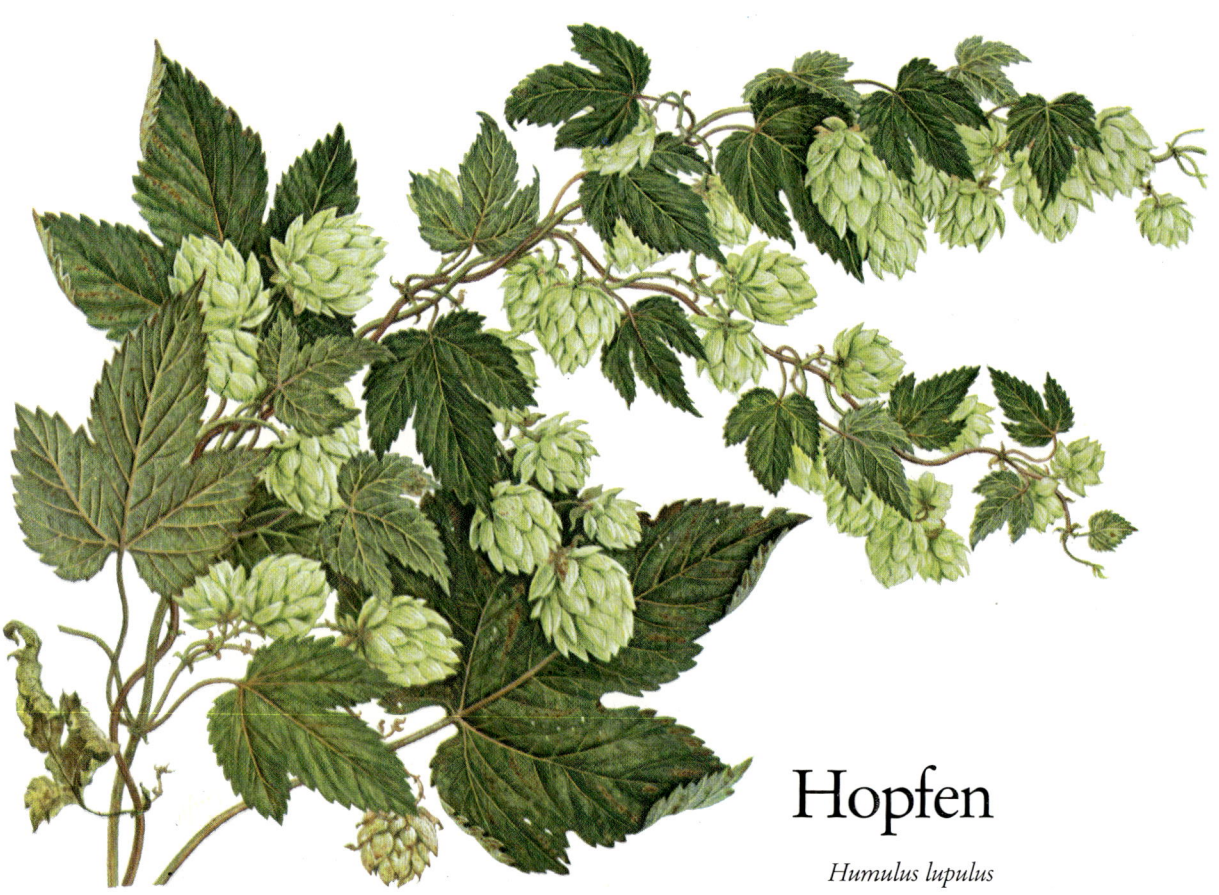

Hopfen

Humulus lupulus

Heilwirkungen nach. Man wußte, daß er schweißtreibend wirkt, schrieb ihm aber auch allerlei Wunderkräfte zu.

Tee aus den Blüten benutzt man noch heute, um kräftig zu schwitzen. Man sammelt sie bei sonnigem Wetter und trocknet sie. Ihr ätherisches Öl und ihre Gerbstoffe sind das Wichtigste am Holundertee, der auch bei katarrhalischen Krankheiten und sogar bei Wassersucht hilft. Für diesen Tee nimmt man zwei Eßlöffel Blüten, die mit einem halben Liter heißem Wasser übergossen werden. Man läßt ihn zehn Minuten ziehen und trinkt ein bis zwei Tassen davon.

Holunderbeeren sammelt man im September und kocht sehr aromatischen Saft aus ihnen. Der soll, meint der Volksmund, zu langem Leben verhelfen. Aber da macht die Medizin nicht mit: die Heilkräfte der Holunderbeeren, sagt sie, halten sich in bescheidenen Grenzen.

Die vielen kleinen Einzelfrüchte des Hopfens sitzen – jede hinter einer großen trockenhäutigen Fruchtschuppe – als Zapfen beisammen. Die Fruchtschuppen decken einander dachziegelartig. Alle sind mit kleinen, gelben Drüsen besetzt. Die enthalten den medizinisch wirksamen Bestandteil der Pflanze: das Lupulin, das auch als Bestandteil des Biers eine große Rolle spielt. Man erhält es beim Aussieben als feines gelbes Pulver.

Die ganzen, noch nicht zerfallenen grüngelben Fruchtstände, aber auch die mit Lupulindrüsen besetzten Einzelblüten werden von Anfang August bis Mitte September gesammelt.

Hopfen dämpft. Er ist schlaffördernd und wirkt auf Männer beruhigend. Das kommt von einem pflanzlichen Hormon, das dem Östrogen entspricht. Vielleicht läßt sich daraus die Tradition der Mönche als Bierbrauer herleiten. Durchs tägliche Bier wurde ihnen das Keuschheitsgelübde erleichtert.

Wissenschaftler haben herausgefunden, daß die beiden Stoffe Humulon und Lupulon, die den angenehm bitteren Geschmack des Hopfens hervorrufen, beim Lagern einen Alkohol abspalten. Der wird schon seit langem in der Medizin als Schlafmittel eingesetzt.

Für Hopfentee nimmt man zwei gehäufte Teelöffel des Pulvers und übergießt es mit einem Viertelliter kochendem Wasser. Man läßt den Tee 15 Minuten ziehen und trinkt zur Beruhigung zwei mal täglich eine Tasse. Gibt man noch einen Teelöffel Baldrian dazu und trinkt diesen Tee eine halbe Stunde vor dem Zubettgehen, so hat man ein ausgezeichnetes Schlafmittel. Hopfen ist eine Schlingpflanze, die – wegen des Bierbrauens – weltweit angebaut wird. Der botanische Name „lupulus" soll sich vom lateinischen „lupus" (Wolf) ableiten, da die Pflanze beim Umschlingen und Überwachsen andere Pflanzen „mordet wie ein Wolf".

Huflattich

Tussilago farfara

Der Huflattich ist auf der ganzen Erde verbreitet. Er wächst wild auf feuchten Wiesen, an Böschungen und Straßenrändern. Die Bauern mögen ihn nicht besonders; für sie ist er ein Ackerunkraut.

Seit langer Zeit ist der Huflattich als Hustenmittel bekannt. Zahlreiche griechische und römische Wissenschaftler weisen darauf hin. Auch sein botanischer Name „Tussilago" besagt das: „tussis" bedeutet „Husten" und „agere" ist „vertreiben". „Tussilago" sagt also „Ich vertreibe den Husten".

Die nach Honig riechenden Blüten sammelt man im März und April, die dunkelgrünen Blätter von Mai bis Juni. Sie dürfen nicht gewaschen werden, da sie sonst einen guten Teil des heilsamen Schleimes verlieren.

Der Huflattich entfaltet seine Wirkung im Rachenraum. Durch den hohen Gehalt an Schleimstoffen wirkt er besonders gut bei trockenem Reizhusten, bei Bronchitis und Heiserkeit. Er ist ein bevorzugtes Heilmittel bei chronischem Husten.

Im 17. Jahrhundert berichtet Joachim Becher in seinem Kräuter-Buch, er habe gelesen, daß „lang vor dem Gebrauch des Rauch-Tabacks die Alten die gedörrten Hueflattich-Blätter in Pfeifen wie Taback geraucht, denn der Rauch dieser Blätter ist über alle maßen gut der Lunge und der Brust."

Als Tee ist Huflattich allerdings vorzuziehen. Dafür übergießt man zwei gehäufte Teelöffel der getrockneten Blätter oder Blüten mit einem Viertelliter kochendem Wasser und läßt den Tee zehn Minuten ziehen. Bei chronischer Bronchitis trinkt man davon vor dem Aufstehen eine Tasse, sonst drei Tassen täglich. Man kann den Tee mit Honig süßen.

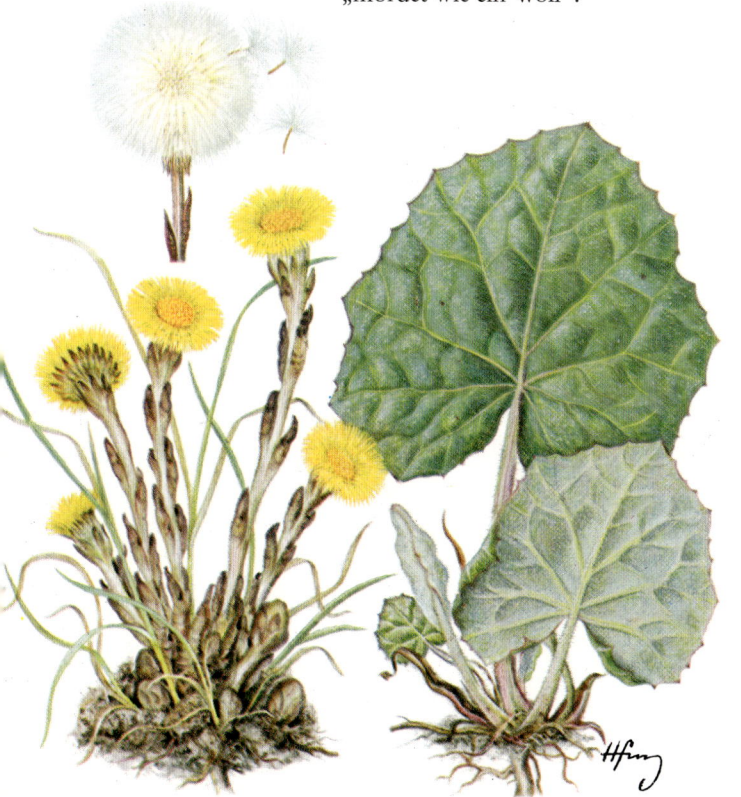

Johanniskraut

Hypericum perforatum

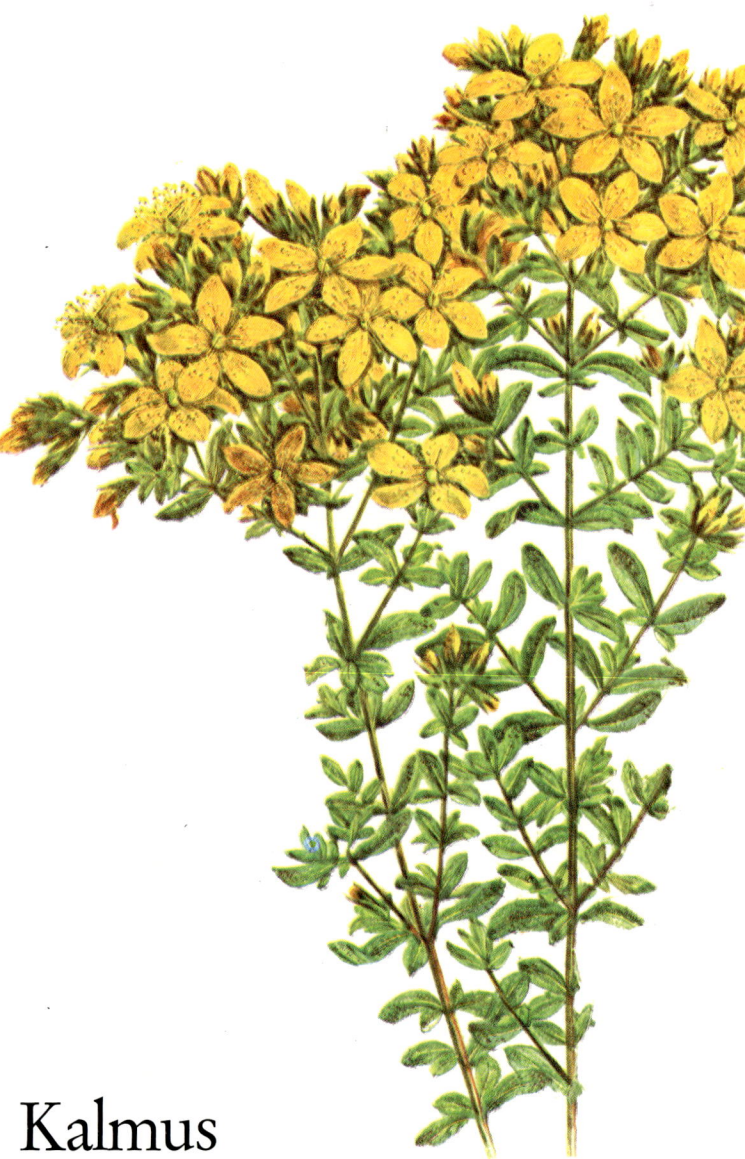

Der Name verweist auf die Blütezeit der Pflanzen, den Johannistag am 24. Juni, den Tag der Sommersonnenwende. Von daher ranken sich viele Legenden um die Pflanze, der auch magische Beziehungen zugeordnet wurden.

Schon im Mittelalter benutzte man das Johanniskraut als Hilfe gegen den Wahnsinn; man glaubte damals ja, der Teufel sei in jemanden gefahren.

Durch den Farbstoff Hypericin in den orangegelben Blütenblättern und auch in den Stengelblättern, die im Licht wegen ihrer Öldrüsen-Behälter wie durchlöchert aussehen (woher das lateinische Beiwort „perforatum" stammt), kam man auf das Symbol des Blutes: Die austretende rote Farbe sei das vergossene Blut Christi. Oder die Pflanze habe nach der Enthauptung Johannes des Täufers die rote Farbe bekommen.

Die klassischen Ärzte Griechenlands und Roms kannten das Johanniskraut und verwendeten es zur Wundheilung. Paracelsus äußerte sich begeistert: „Es ist nicht möglich, daß eine bessere Arznei für Wunden in allen Ländern gefunden wird".

Erst im 18. Jahrhundert entdeckte man auch die nervenstärkende Wirkung. Wissenschaftliche Untersuchungen bestätigten die Wirksamkeit des Krauts.

Das Johanniskraut wächst auf trockenen, sonnigen Feldern und an Waldrändern; es blüht im Juni und Juli. In diesen Monaten sammelt man das ganze Kraut, besonders aber die Blütengipfel.

Daraus kochen Sie sich Johanniskraut-Tee: Ein Eßlöffel Kraut wird mit einer Tasse Wasser überbrüht. Fünf Minuten ziehen lassen! Morgens und abends wird eine Tasse davon getrunken.

Kalmus

Acorus calamus

Der Kalmus war schon im Altertum ein bekanntes Heilmittel. In China hieß er im Kräuterbuch des Kaisers Shen-nung – 3700 Jahre vor Christus – „Ch'ang-Pu", der Lebensverlängerer. Im alten Ägypten wurde er „Heiliges Rohr" genannt. Und die Bibel berichtet, daß im heiligen Salböl für die Bundeslade „Kalmus zu 250 Sekel" enthalten war. Auch in altpersischen

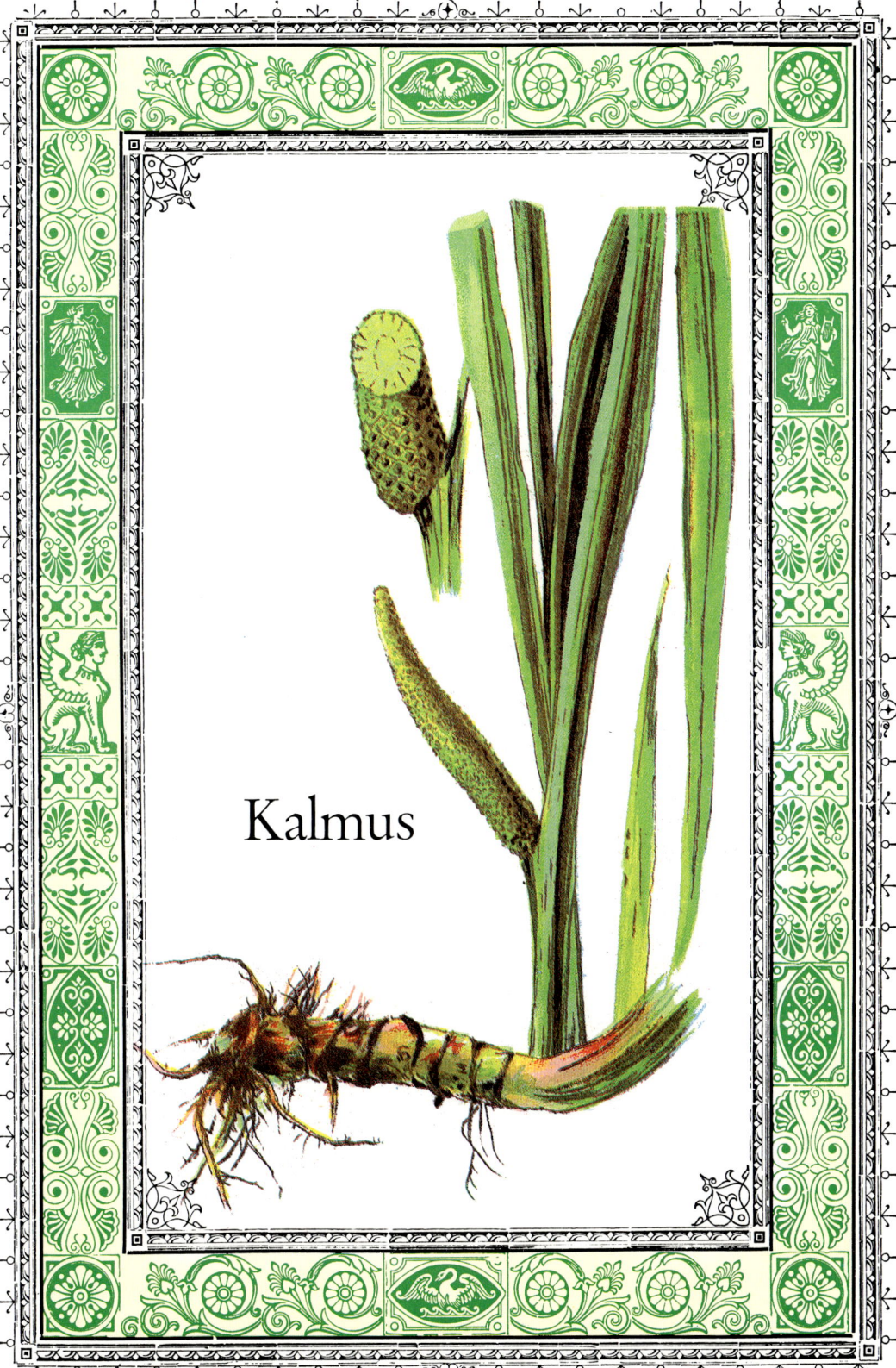

Kalmus

Schriften wird er lobend erwähnt – und natürlich in dem indischen Weda, dem 4000 Jahre alten heiligen Buch.

Der Kalmus wächst überall wild an Gräben, Teichrändern und Flußufern. Die Wirkstoffe stecken im Wurzelstock. Man gräbt ihn im Juni und Juli aus, reinigt ihn und schneidet ihn in fingerlange Stücke. Die spaltet man der Länge nach und hängt sie an Fäden zum Trocknen auf.

Die Wurzel riecht stark, aber angenehm. Neben Bitterstoffen enthält sie ätherische Öle und Gerbstoffe.

Kalmus wirkt sehr belebend und appetitfördernd. Er regt den Magen zur Säureproduktion an. Besonders bei Kindern, die nicht essen wollen, hilft ein Kalmustee. Auch das Kauen der Wurzel bringt Erfolg. Hierbei regt der Kalmus die Schleimhaut von Mund und Rachen, gleichzeitig aber auch die Speichelsekretion an. (Das Kauen von Kalmusstücken gilt als brauchbares Mittel zur Abgewöhnung des Rauchens.) Auch bei zahnenden Kindern hilft Kalmus.

Für einen Tee werden zwei Teelöffel des getrockneten und zerkleinerten Wurzelstockes mit einem Viertelliter heißem Wasser überbrüht. Man läßt den Tee 15 Minuten ziehen, seiht ab und trinkt ihn lauwarm.

Kamille

Matricaria chamomilla

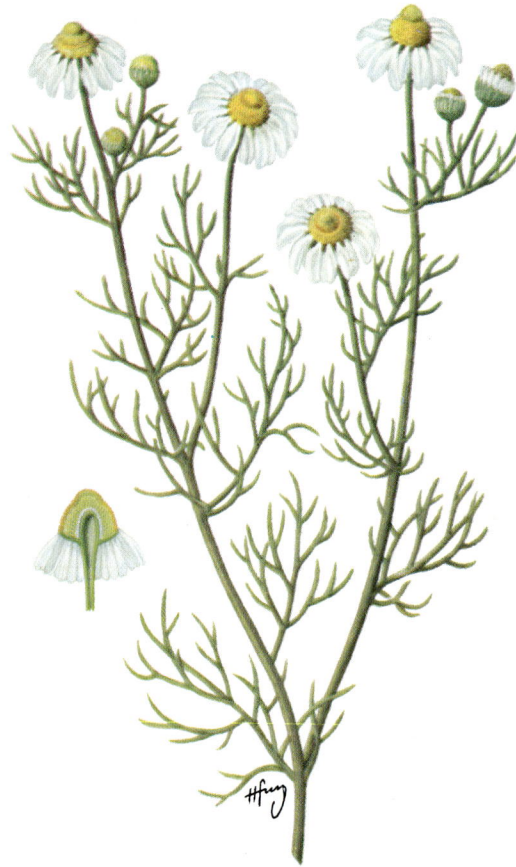

Die Kamille gilt als die Heilpflanze schlechthin. Das war sie schon im Altertum. Die Germanen weihten sie dem Gott Baldur; so ist auch heute noch der Glaube verbreitet, daß Kamille, die an Baldurs Festtag, dem Johannitag, gepflückt wird, besonders heilkräftig sei.

Es ist eine anspruchslose Pflanze. Sie wächst überall in Europa auf Äckern, Schuttplätzen und auf Brachland. Man sammelt nur die Blütenköpfe, ohne Stiel. Der beste Zeitpunkt dafür ist die Woche nach dem Aufblühen. Die Blüten sollten dann schnell getrocknet werden. Dafür empfiehlt sich der Backofen, wenn die Temperatur nicht über 40 Grad liegt.

Sie können die Kamille vielfältig verwenden: Als Tee, zum Inhalieren, als Dampfbad oder äußerlich auf schlecht heilenden Wunden. Je nach Art der Anwendung kommen die unterschiedlichen Inhaltsstoffe zur Wirkung: wasserlösliche, die entzündungshemmend wirken und fettlösliche, die entkrampfend sind. Wissenschaftliche Untersuchungen haben ergeben, daß Kamille einige Bakteriengifte unschädlich macht. Das erklärt, warum Kamillentee bei Infektionskrankheiten so positive Wirkung zeigt.

Bei schlecht heilenden Wunden hilft Einpinseln mit Kamillentee, ein Kamillenbad oder feuchte Kamillenumschläge. Bei entzündeter Mund- und Rachenschleimhaut

Die Kamille (links) hilft bei allen akuten Magenbeschwerden; sie beruhigt den Magen.

gurgeln Sie mit Kamillentee. Kamilledampfbäder helfen bei chronischem Schnupfen und bei Entzündungen der Nasen-Nebenhöhlen.

Früher wurde auch empfohlen, die Augen mit Kamillentee auszuwaschen. Davon ist man abgekommen; es gab zu viele allergische Reaktionen.

Um sich Kamillentee zuzubereiten, nehmen Sie ein bis zwei gehäufte Teelöffel getrockneter Kamilleblüten, die Sie mit einer Tasse heißem Wasser überbrühen. Nach zehn Minuten seihen Sie ab. Der Tee muß gut warm getrunken werden. Für In-

halationen nehmen Sie eine kleine Handvoll der Blüten und übergießen sie mit einem Liter kochendem Wasser. Nun bedecken Sie Ihren Kopf und das Gefäß mit einem Tuch, so daß der Dampf nicht nach außen entweichen kann, und atmen fünf bis zehn Minuten tief durch.

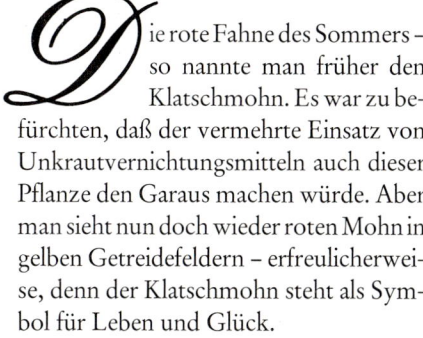

Klatschmohn

Papaver rhoeas

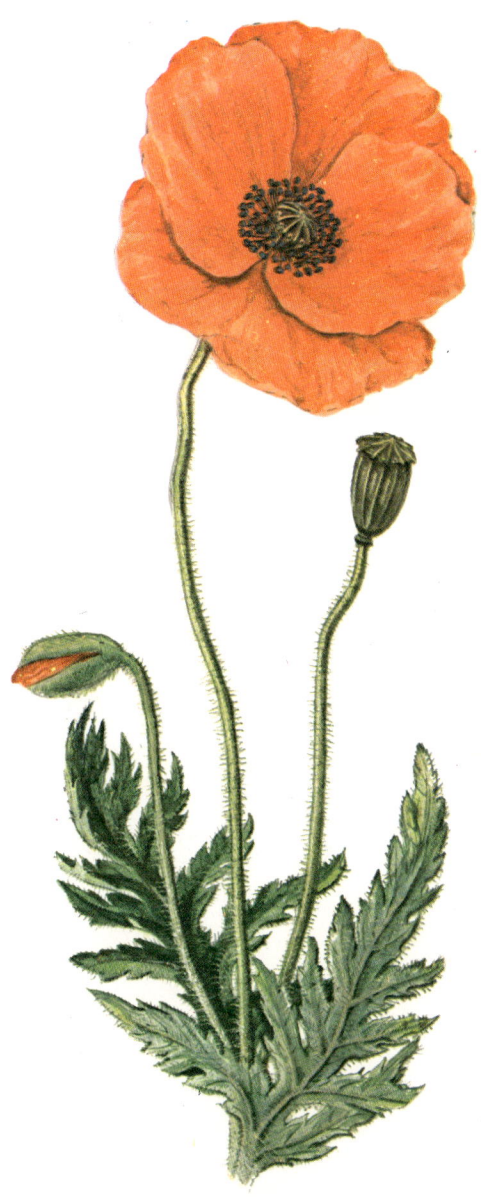

Die rote Fahne des Sommers – so nannte man früher den Klatschmohn. Es war zu befürchten, daß der vermehrte Einsatz von Unkrautvernichtungsmitteln auch dieser Pflanze den Garaus machen würde. Aber man sieht nun doch wieder roten Mohn in gelben Getreidefeldern – erfreulicherweise, denn der Klatschmohn steht als Symbol für Leben und Glück.

In der Bibel kann man bei 1. Petrus 1, 24 und 25 lesen: „Denn alles Fleisch ist wie Gras und all seine Herrlichkeit wie die Blume des Feldes. Das Gras verdorrt und die Blume fällt ab, aber des Herrn Wort bleibt in Ewigkeit." Mit der „Blume des Feldes" ist der Klatschmohn gemeint – in Israel eine der häufigsten Blumen auf den Getreideäckern.

Man findet die Pflanze nicht nur in Getreidefeldern, sondern auch auf Schutthalden. Im Mai und im Juni – während der Blüte, die nur zwei bis drei Tage dauert – werden die roten Blütenblätter gesammelt. Sofort nach dem Sammeln sollten sie getrocknet werden, weil sie sonst ihre schöne Farbe verlieren.

Tee bereitet man aus einem gehäuften Eßlöffel der getrockneten Blütenblätter, die mit einem Viertelliter kochendem Wasser übergossen werden. Nach fünf bis zehn Minuten seiht man ab und trinkt den Tee mit Honig. Man kann aber auch einige Blätter anderer Teesorten dazugeben.

Oft hat man sich gefragt, woher das botanische Wort „papaver" für den Klatschmohn stammt. Wahrscheinlich kommt es vom keltischen Wort „papa". Es bedeutet Brei. (Unser „Bap", was in manchen Teilen Deutschlands auch Brei, in anderen Klebstoff bedeutet, hat sich daraus abgeleitet). Die Kelten mischten Klatschmohnsaft in den Brei für ihre Kleinkinder, damit die schneller einschliefen.

löschtem Kalk am Boden des Glases nimmt die Luftfeuchtigkeit auf und verhindert das Braunwerden der Blüten.)

Schon seit dem Mittelalter hat ein Tee aus getrockneten Blüten der Königskerze einen guten Ruf als Hustenmittel. Die Kombination aus Schleimstoffen und Saponinen ergibt tatsächlich eine gute reizlindernde, auswurffördernde Wirkung. Man wendet die Königskerze allerdings weniger bei akuten Katarrhen an als bei weniger heftiger oder chronischer Bronchitis.

Königskerze

Verbascum thapsus

Die Königskerze hat ihren Namen wegen der Größe, die sie erreicht. Sie kann bis zu drei Meter hoch werden. Damit ist sie eine der größten einheimischen Blumen. Ihr botanischer Name „verbascum" könnte eine Verstümmelung des lateinischen „barbascum" sein. Das kommt von „barba", was Bart bedeutet. Der Name könnte also eine bärtige Pflanze bezeichnen.

Sie hat noch einen weiteren deutschen Namen: „Wollkraut". Denn Hildegard von Bingen, die große mittelalterliche Gelehrte, nannte die Pflanze – warum auch immer – „Wullena". Was sie damit meinte, weiß man nicht. Doch dieser Name wurde im Lauf der Zeit zu „Wull-" und „Wollkraut" oder „Wollblume" umgewandelt.

Die Königskerze wächst wild auf sonnigen Plätzen, auf Waldlichtungen und Kahlschlägen. Von Mitte Juni bis zum September werden die geöffneten grellgelben Blüten (ohne die grünen Blütenkelche) gesammelt – am besten an sonnigen taulosen Tagen. Sie werden getrocknet und in luftdicht geschlossenen Gläsern aufbewahrt. (Eine Schicht von unge-

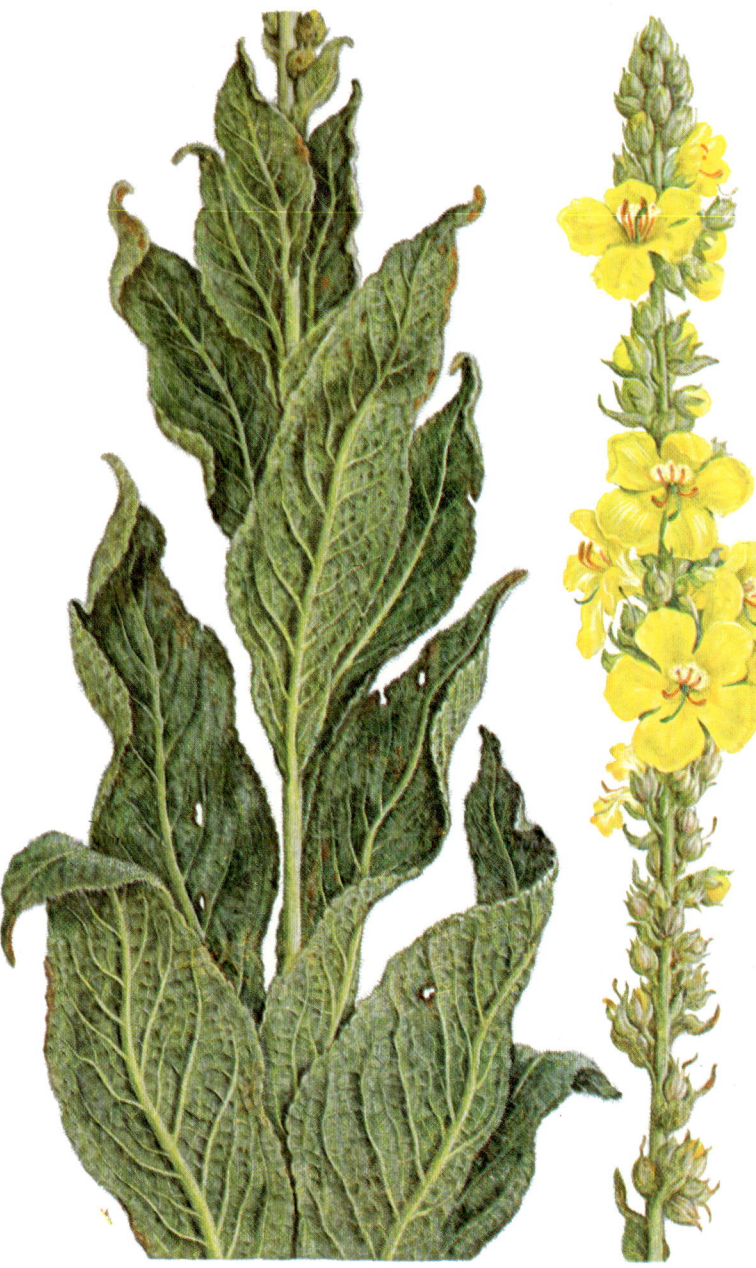

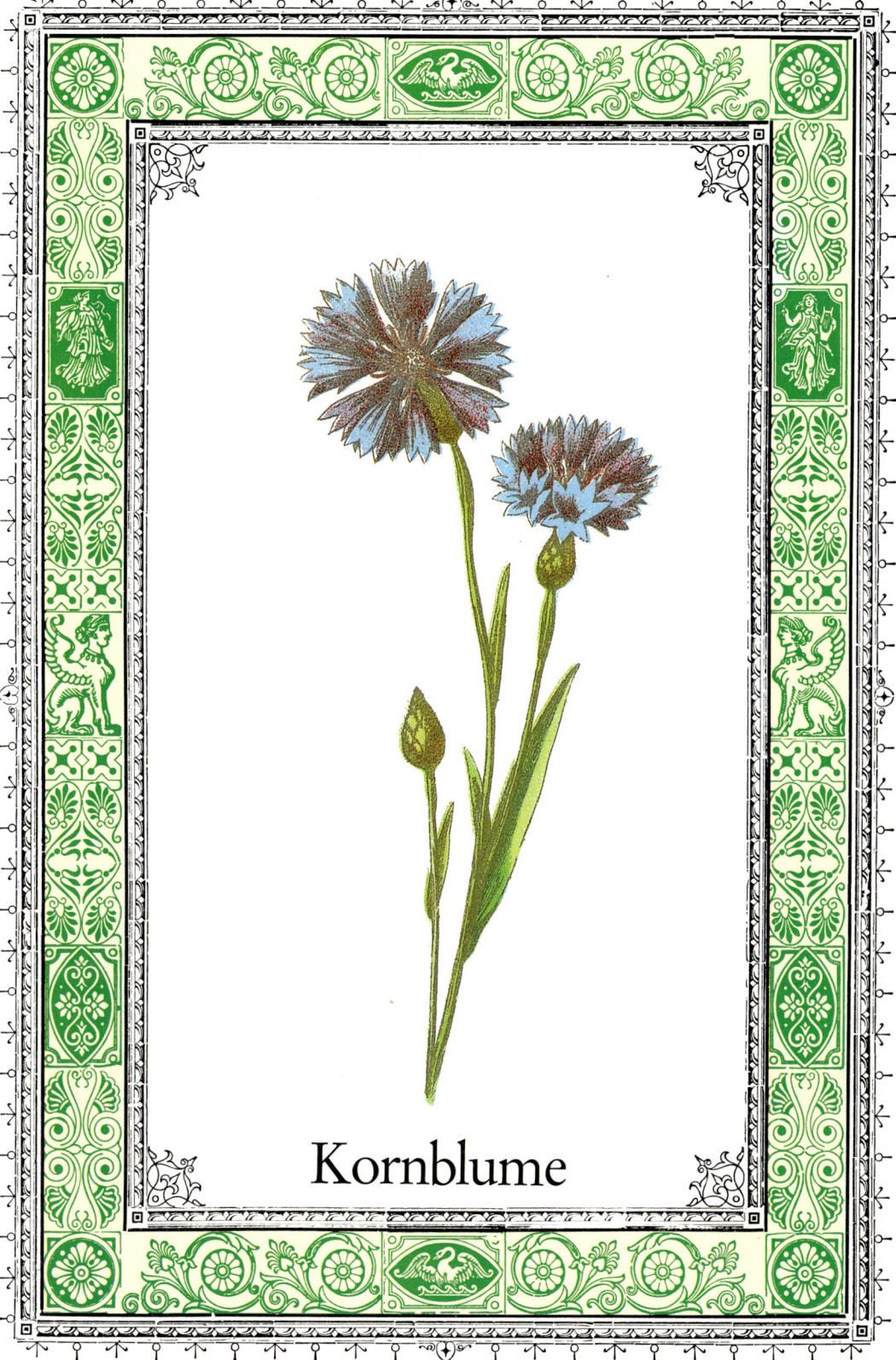

Kornblume

Kornblume

Centaurea cyanus

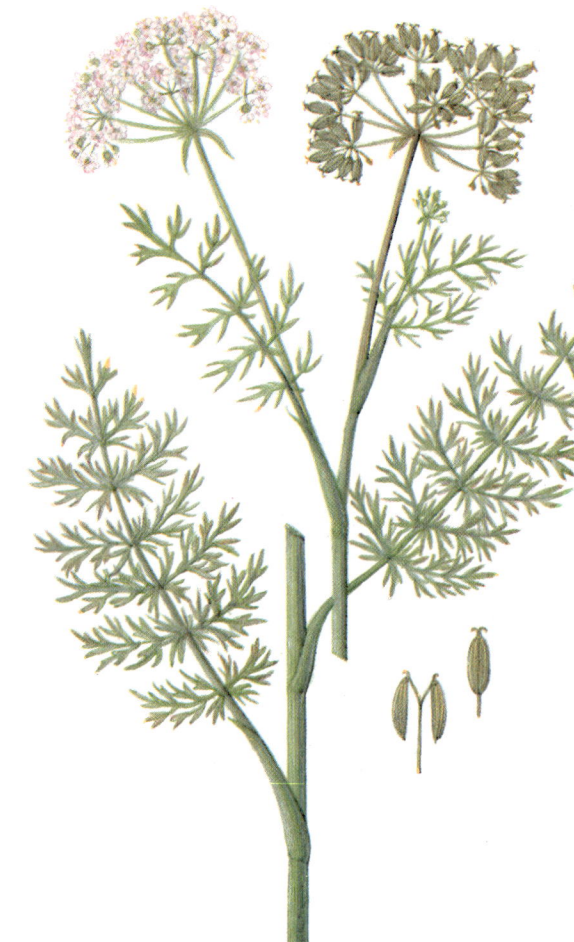

Schon Hippokrates, der berühmte griechische Arzt, benützte den Namen „Centaurea" für die Kornblume. Er leitet sich vielleicht vom Centauren Chiron ab, der Wunderheilungen vollbracht haben soll. Auch das „cyanus" im wissenschaftlichen Namen kommt aus dem Griechischen; es bedeutet „blau". Ceres, die römische Göttin der Ernte (in Griechenland hieß sie „Demeter"), trug die Kornblume im Haar.

Die Pflanze wächst in Kornfeldern. Von den Mittelmeergebieten hat sie sich mit dem Getreideanbau fast über die ganze Erde verbreitet. Zusammen mit dem roten Klatschmohn färbte sie die gelben Kornfelder bunt.

Die Kornblume hat einen dünnen Stengel mit schmalen Blättern. Die richtige Blume besteht aus vielen winzigen schwarzen Blüten, um die blaue Blätter angeordnet sind, die insgesamt eine große Blüte vortäuschen. Diese blauen Blätter werden zur Blütezeit gesammelt.

Früher wurde die Kornblume oft als harntreibendes Mittel verwendet. Man benutzte sie auch für Augenwässer bei Entzündungen und Bindehautreizungen.

Kümmel

Carum carvi

Der Name kommt vom lateinischen „Cuminum". Damit war allerdings gar nicht unser Kümmel gemeint, sondern der im Mittelmeerraum wachsende römische Kümmel.

Bei uns wächst der Kümmel als Wildform auf Wiesen und an Wegrändern. Man kennt ihn als heilsames Gewürz schon seit langer Zeit: Er wurde bereits beim Ausgraben steinzeitlicher Siedlungen gefunden.

Das ätherische Öl Carvon, das er enthält, regt allein durch seinen Duft den Magen an, Säure zu produzieren. Es hilft so, die Verdauung zu verbessern. Da es auch entkrampfend und keimtötend wirkt, nützt es bei infektiösen Darmerkrankungen und Verdauungsstörungen, die mit Appetitlosigkeit, Durchfall und Erbrechen auftreten. Deshalb wird Kümmel seit altersher als Gewürz zu schwer verdaulichen, blähungstreibenden Speisen gegeben, beispielsweise zu Kohl oder fettem Braten. Wegen seiner stärkenden Wirkung auf den Magen wird das Öl des Kümmels auch für Schnäpse verwendet – beispielsweise für Aquavit oder Köm.

Kümmel wird im Sommer geerntet: Man schneidet ihn, bindet ihn zu Garben und

Ein sehr liebevoll gemaltes altes (darum nicht weniger gültiges) Bild der Kornblume sehen Sie, wenn Sie eine Seite zurückblättern.

64

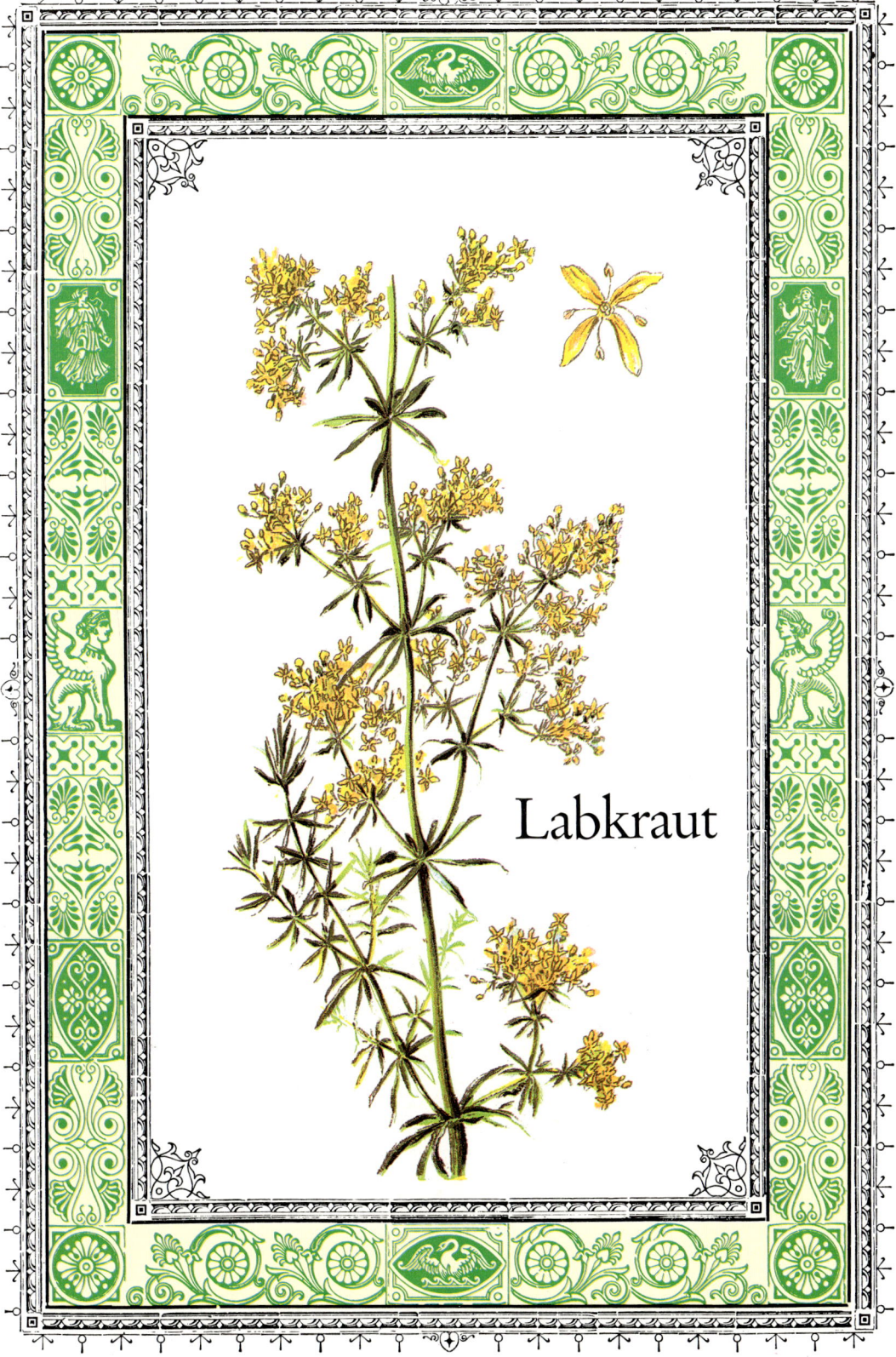

Labkraut

drischt ihn. Für Kümmeltee nimmt man einen gehäuften Teelöffel zerdrückter Kümmelkörner, die mit einem Viertelliter kochendem Wasser überbrüht werden. Nach zehn Minuten seiht man ab. Den Tee soll man recht warm schluckweise trinken.

Labkraut

Galium verum

Seinen Namen bekam es, weil es Lab-Ferment enthält. Das braucht man, damit aus Milch Käse wird. Schon die Hirten im alten Griechenland nutzten das: Sie flochten Siebe aus den Pflanzen und gossen die Milch hindurch, wenn sie Käse machen wollten. Auch der botanische Name weist darauf hin; das lateinische „Galium" kommt vom griechischen „Gala", das „Milch" bedeutet. Moderne Käsefabriken haben heute andere Quellen für ihr Lab-Ferment. Doch für den berühmten englischen Chester-Käse wird unverändert Labkraut benutzt.

Das Kraut blüht zwischen Juni und Oktober auf Äckern, Wiesen und sogar auf Schutthalden. Man kennt ein Dutzend verschiedener Arten, aber nützliche Eigenschaften hat nur das echte Labkraut, das man an den zitronengelben Blüten erkennt, die stark nach Honig riechen.

Gottesmutter Maria hat ihm diese Blüten geschenkt. Als sie nämlich mit Joseph nach Bethlehem kam, legte sie sich auf ein Lager aus getrockneten Farnen und Labkraut. Als sie dort den Heiland gebar, begann das Labkraut aus Verehrung zu blühen – allerdings nur ganz bescheiden. Maria freute sich so, daß sie ihm schöne, gelbe, wohlriechende Blüten stiftete. Drum findet man das Labkraut auf vielen Marienbildern.

Daß Maria sich auf Labkraut bettete, hatte tiefen Sinn: man schrieb ihm einst allerlei wohltätige Wirkungen bei Ehe und Geburt zu. Die alten Germanen weihten es deshalb Freya, der Göttin der Liebe und Fruchtbarkeit. In dieser Richtung traut man dem Labkraut heute allerdings nicht mehr viel zu. Doch man verwendet es gegen Nierenleiden aller Art, vor allem als harntreibendes Mittel. Und feuchte Umschläge helfen gegen schwer heilende Wunden.

Dazu stellen Sie Tee her: Sie nehmen zwei gehäufte Teelöffel des getrockneten Labkrauts und bringen sie in einem Viertelliter Wasser zum Sieden. Der Tee soll zwei Minuten kochen und abgeseiht werden; er wird warm und frisch getrunken.

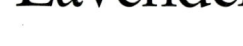

Lavendel

Lavandula officinalis

Der Name des Lavendels wird auf das lateinische „lavare" zurückgeführt, das „waschen" heißt. Als Zusatz zum Wasch- und Badewasser ist Lavendel schon immer gern benutzt worden. Lavendelsträußchen oder Lavendelkissen im Kleiderschrank geben der Kleidung über lange Zeit einen angenehmen Duft.

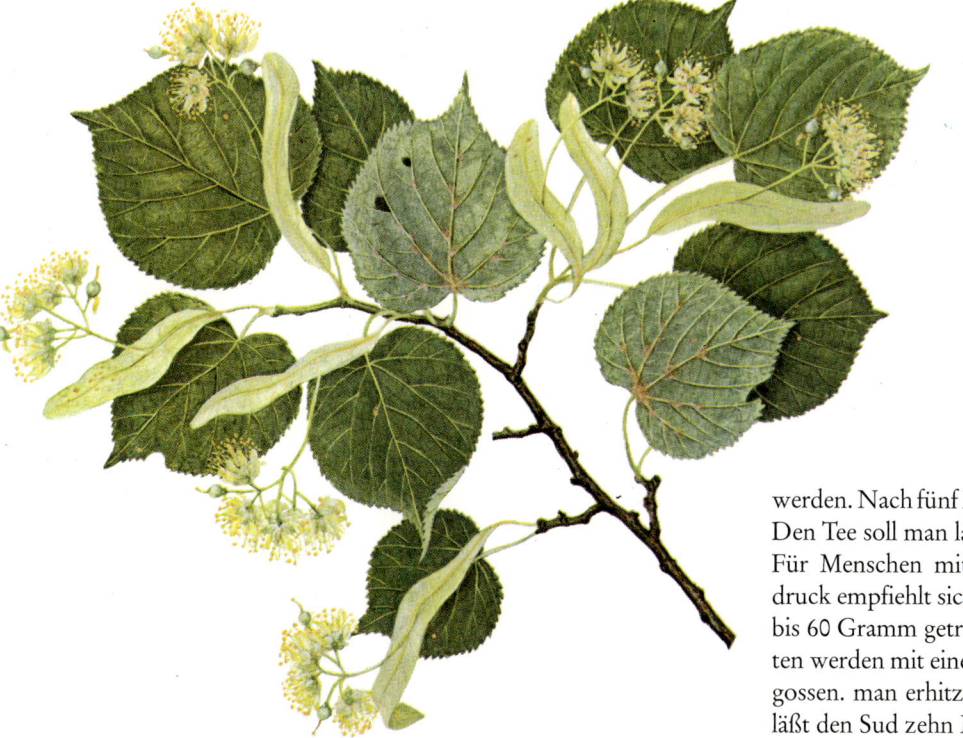

werden. Nach fünf Minuten seiht man ab.
Den Tee soll man langsam trinken.
Für Menschen mit zu niedrigem Blutdruck empfiehlt sich ein Lavendelbad. 50
bis 60 Gramm getrocknete Lavendelblüten werden mit einem Liter Wasser übergossen. man erhitzt bis zum Sieden und
läßt den Sud zehn Minuten ziehen.

Linde

Tilia cordata (Winterlinde) und
Tilia platyphyllos (Sommerlinde)

D as Lindenblatt galt einst als
Zeichen des freien Mannes.
Unseren Vorfahren war die
Linde sogar heilig. Sie wurde gepflanzt,
wo Gericht gehalten wurde. Auch an
dörflichen Tanzplätzen und an Versamm-
lungsorten standen Linden. Da der Baum
sehr alt wird, erkennt man heute noch viele dieser Orte an den Linden.
Die wirksamen Inhaltsstoffe – Schleim,
Gerbstoffe, Derivate der Kaffeesäure und
die Flavonoide – sitzen in den Blüten. Die
soll man frühestens einen Tag, spätestens
vier Tage nach dem Aufblühen pflücken.
In dieser Zeit ist der Gehalt an Inhaltsstof-
fen am größten. Die Blüten werden getrocknet.

Winterlinde (oben) und
Sommerlinde (nächste Seite)
sind medizinisch gleich
wirksam.
Der äußere Unterschied:
Die Winterlinde hat kleine
Blätter mit rötlichbraunen
Haaren, die Sommerlinde
größere, weichere und
hellere Blätter mit filziger
Unterseite.

Lavendel wächst wild in Südamerika und
in den Mittelmeerländern – an sonnigen,
trockenen Hügeln und Hängen auf kalk-
haltigem Boden. Bei uns pflanzt man ihn
an.
Im Altertum war er als Heilpflanze kaum
bekannt. Erst im 11. Jahrhundert wurde er
von Mönchen über die Alpen gebracht
und in den Klostergärten angebaut. Von
Ende Juli bis Mitte August werden die
hellblauen bis violetten Blüten gesammelt.
Lavendel wirkt als leichtes Beruhigungsmittel. Lavendelspiritus, einen alkoholi-
schen Auszug als Einreibemittel bei Nervenschmerzen, gibt es in der Apotheke –
ebenso wie Lavendelöl, das keimtötend
wirkt. Man benutzt es bei Verdauungsbe-
schwerden, die durch Fäulnis und Gä-
rungsprozesse im Darm ausgelöst werden.
Tee und Badezusatz kann man selbst herstellen. Tee gegen Verdauungsbeschwer-
den bereitet man aus zwei Teelöffeln getrockneten Lavendelblüten, die mit einem
Viertelliter kaltem Wasser übergossen

67

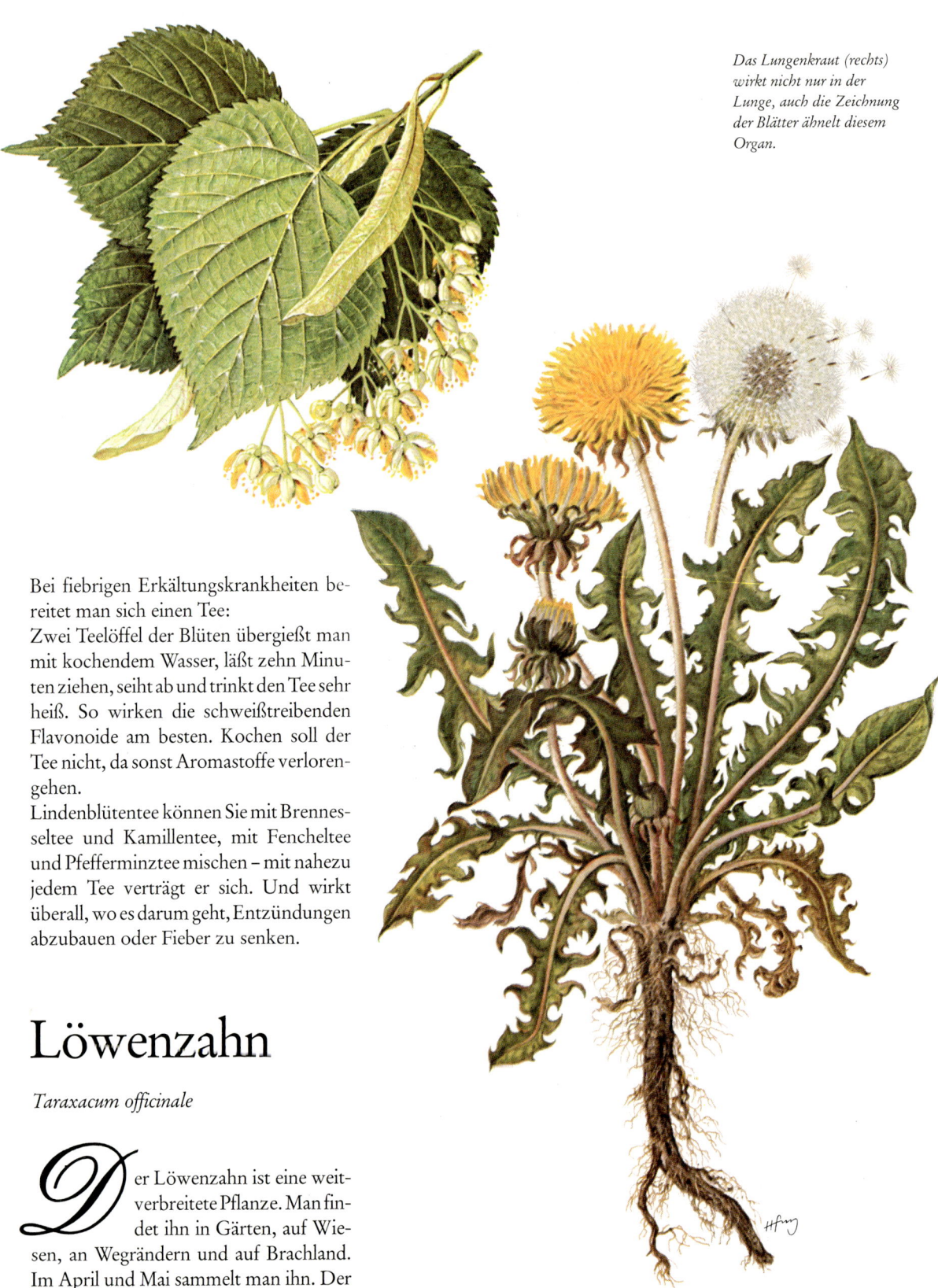

Das Lungenkraut (rechts) wirkt nicht nur in der Lunge, auch die Zeichnung der Blätter ähnelt diesem Organ.

Bei fiebrigen Erkältungskrankheiten bereitet man sich einen Tee:

Zwei Teelöffel der Blüten übergießt man mit kochendem Wasser, läßt zehn Minuten ziehen, seiht ab und trinkt den Tee sehr heiß. So wirken die schweißtreibenden Flavonoide am besten. Kochen soll der Tee nicht, da sonst Aromastoffe verlorengehen.

Lindenblütentee können Sie mit Brennesseltee und Kamillentee, mit Fencheltee und Pfefferminztee mischen – mit nahezu jedem Tee verträgt er sich. Und wirkt überall, wo es darum geht, Entzündungen abzubauen oder Fieber zu senken.

Löwenzahn

Taraxacum officinale

Der Löwenzahn ist eine weitverbreitete Pflanze. Man findet ihn in Gärten, auf Wiesen, an Wegrändern und auf Brachland. Im April und Mai sammelt man ihn. Der

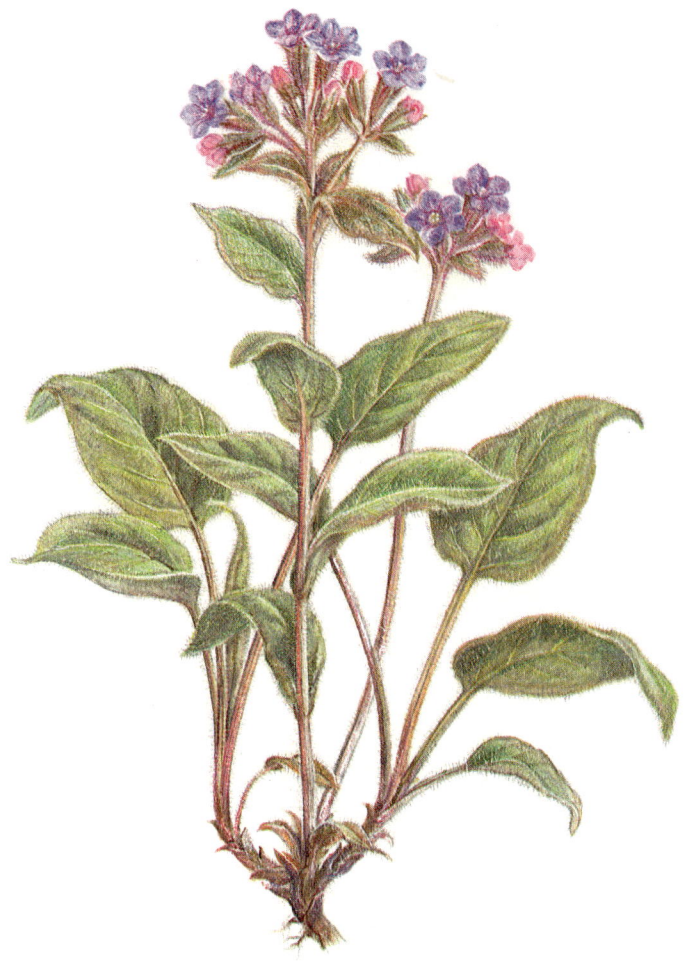

sie mit einem Viertelliter kaltem Wasser, erhitzen es zum Sieden und lassen es eine Minute kochen. Der Tee muß dann noch zehn Minuten ziehen, bevor Sie ihn abseihen.

Lungenkraut

Pulmonaria officinalis

*I*n seiner Signaturlehre schreibt der große Arzt Paracelsus: „Die Natur zeichnet ein jegliches Gewächs, so von ihr ausgeht, zu dem, dazu es gut ist."
Das heißt, daß man vom Aussehen bestimmter Pflanzen auf das Organ, dem sie dienlich ist, schließen könne.
Beim Lungenkraut stimmt das. Die weiße Fleckung der Grundblätter ähnelt dem Bild der Lungenflügel, und für die Lungen ist das Kraut gut.
In der Volksmedizin wird es längst als Heilmittel bei Erkrankungen der Atmungsorgane verwendet. In einem Kräuterbuch aus dem 18. Jahrhundert steht: „Die Engell- und Holländischen Weiber vermischen das Kraut unter die Eyer und backen Küchlein daraus, so den Lungensüchtigen keine undienliche Speise."
Auch heute findet man die Bestandteile des Lungenkrauts in vielen Hustensäften. Der Gehalt an auswurfförderndem Saponin ist allerdings nicht besonders groß. Dafür enthält die Pflanze aber viel Kieselsäure und Gerbstoffe. Dadurch hilft Lungenkraut bei Katarrhen der oberen Luftwege.
Man findet die Pflanze in Laubwäldern. Sie blüht als eine der Ersten im Frühjahr. Um Tee zu bereiten, nimmt man zwei Teelöffel des getrockneten Krautes und übergießt es mit einem Viertelliter kochendem Wasser. Man läßt den Tee zehn Minuten ziehen und trinkt dreimal täglich eine Tasse, mit Honig gesüßt.

wirksamste Bestandteil ist der Bitterstoff Taraxacin, der im Kraut wie in der Wurzel vorhanden ist. Drum empfiehlt es sich, die ganze Pflanze zu verwenden.
Sie wirkt durch ihre Vitamine, Bitterstoffe, Saponine und Gerbstoffe vor allem harntreibend, regt Niere und Leber zu verstärkter Tätigkeit an. Darum wird der Löwenzahn gern bei Frühjahrs- oder Herbstkuren zur Entschlackung eingesetzt – vielfach ausgepreßt als Saft, zusammen mit dem Saft von Brennesseln.
Neuerdings wird der Löwenzahn auch nach einem Leberschaden zur Behandlung von chronischer Gelbsucht eingesetzt.
Um sich Löwenzahntee zuzubereiten, nehmen Sie einen bis zwei Teelöffel der kleingeschnittenen Pflanze, übergießen

Maiglöckchen

Convallaria majalis

Erst in mittelalterlichen Kräuterbüchern taucht das Maiglöckchen als „Lilium convallium", als „Lilie der Täler" auf. Im Volksmund hieß es damals „Meyenblümlin". Es kommt ausschließlich in Europa vor und wächst wild in lichten Laub- und Mischwäldern. Gesammelt werden im Mai Blüten, Blätter und Blütenstengel.

Das Maiglöckchen ist eine auch heute noch wichtige Arzneipflanze. Sie enthält herzwirksame Glycoside vom Typ Cardenolid. Herz-Glycoside werden bei Funktionsschwächen oder einem Versagen des Herzens eingesetzt. Man benutzt das Maiglöckchen vorwiegend bei Blut-

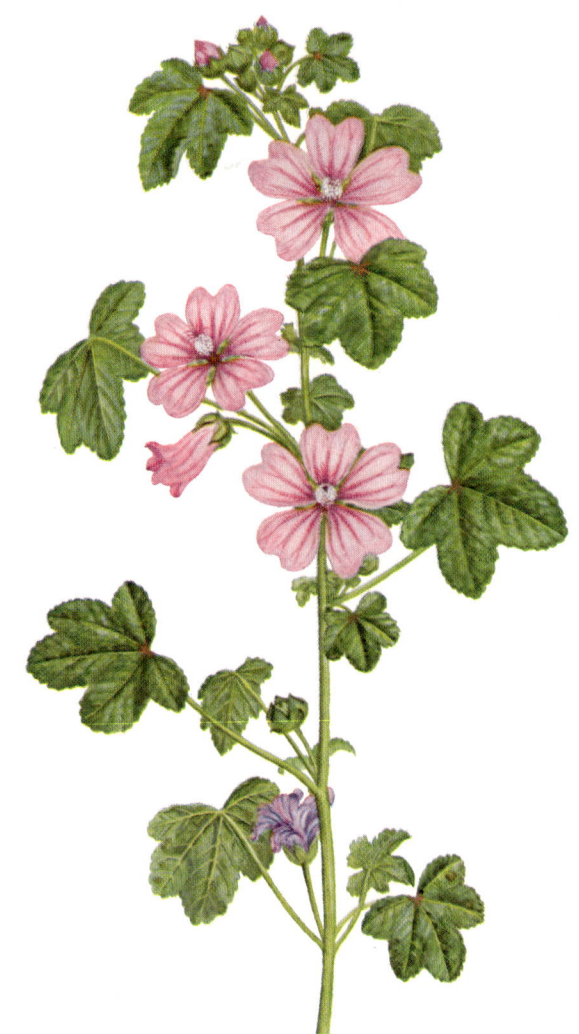

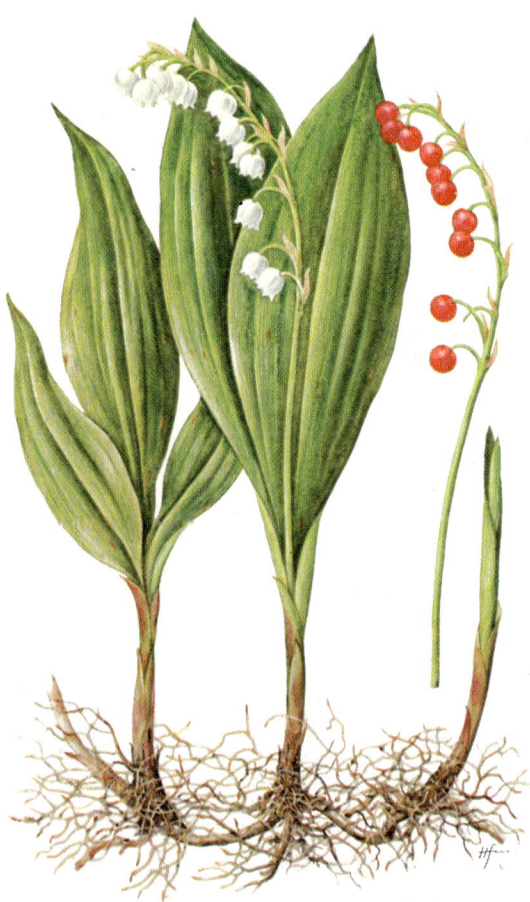

hochdruckkranken, um die Herztätigkeit zu unterstützen.

Interessant ist, daß der Gesamtextrakt des Maiglöckchens 500mal wirkungsvoller ist als das daraus gewonnene reine Glycosid. Die pflanzlichen Zusätze bewirken also eine weit bessere Aufnahme ins Blut – oder eine bessere Umsetzung der Wirkstoffe direkt im Herzen.

Nun muß allerdings gewarnt werden: Maiglöckchen sind, eben wegen ihres Einflusses auf die Herztätigkeit, nicht ungefährlich. Sie zählen ganz offiziell zu den Giftpflanzen und gehören als Medikament nur in die Hand der Ärzte. In der Apotheke bekommen Sie homöopathische Maiglöckchen-Mittel, die in der angegebenen Dosierung keine schädlichen Nebenwirkungen haben.

Malve

Malva silvestris

Schon im Altertum wußte man: die Malve hat erweichende Eigenschaften. Der Botaniker Dioscurides nannte sie „malakos" – das heißt „weich". Daher kommt ihr Name.

Auch heute noch wird sie in der Heilkunde angewandt. Die Blüten enthalten viel Schleim, der für Mund- und Gurgelwässer verwendet wird. Als Breiumschlag wirkt er reizmildernd bei akuten entzündlichen Ekzemen.

Die ebenfalls schleimhaltigen Blätter werden auch zur Blütezeit gesammelt und innerlich angewandt. Als Tee wirken sie auswurffördernd. Dazu nimmt man zwei Teelöffel der getrockneten Blätter und setzt sie mit einem Viertelliter lauwarmem Wasser an. Nach fünf bis zehn Stunden seiht man ab. Gegen Husten soll der Tee mit Honig gesüßt werden.

Die Malve (links) wächst überall in ganz Deutschland an Wegrändern, Dorfstraßen und Zäunen.

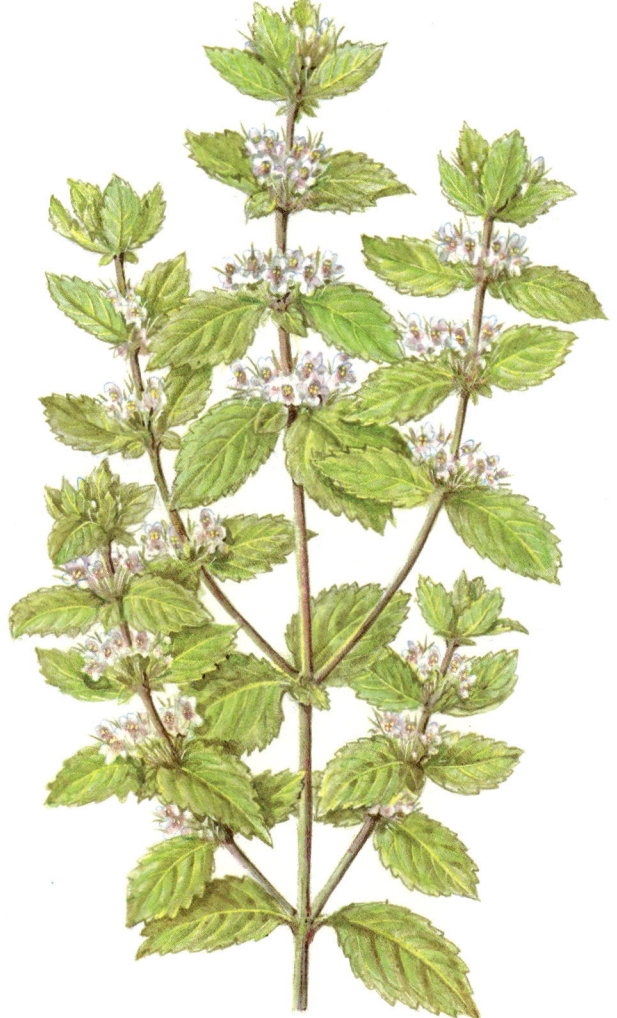

Melisse

Melissa officinalis

Die Gewürz- und Heilpflanze kommt aus dem Mittelmeerraum. Wie viele andere wurde auch sie von Mönchen in unsere Breiten gebracht. Der bekannte Melissengeist (sowie der Karmelitergeist, der auch von der Melisse kommt) wurde erstmals von Mönchen hergestellt. Aus den Klostergärten verbreitete sich die Melisse; sie wächst heute wild an Hecken, in Weingärten und auf Schuttplätzen.

Die Melisse wirkt in der Tat entkrampfend und beruhigend bei nervösen Magenleiden und nervösem Herzklopfen. Auch bei vegetativer Dystonie, einer nervösen Störung, wirkt sie als mildes Beruhigungsmittel. Und wässerige Melissenauszüge helfen bei der Heilung der „Lippenbläschenkrankheit", die durch Viren von Herpes simplex entsteht.

Wissenschaftlich wurde nachgewiesen, daß die Wirkung der Melisse mit zunehmender Dosis nicht besser wird; am meisten bringt sie in kleinen Mengen.

Zum Tee nimmt man zwei Teelöffel der getrockneten Blätter und übergießt sie mit einem Viertelliter kochendem Wasser. Man läßt den Tee zugedeckt zehn Minuten ziehen.

Mistel

Viscum album

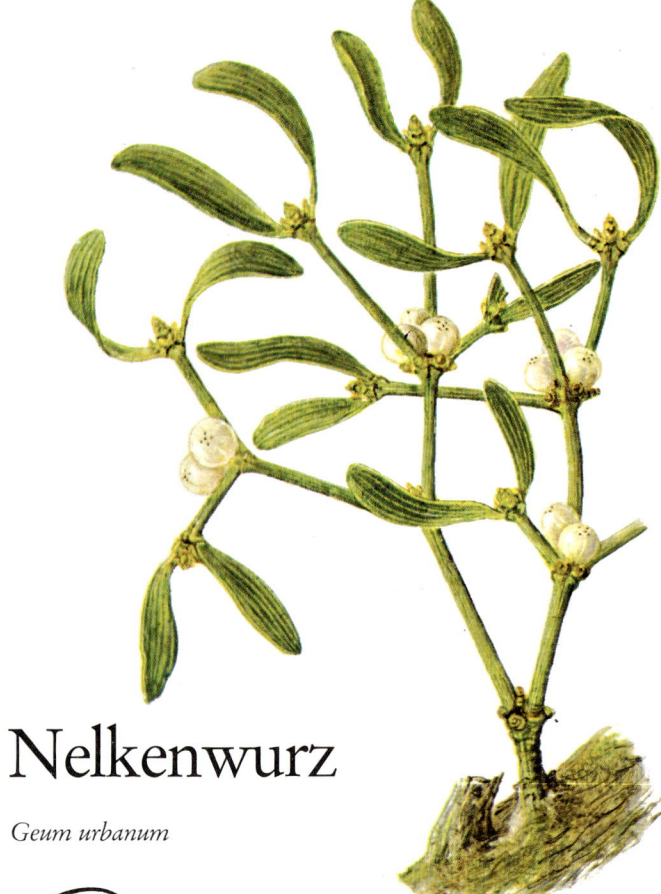

Die Mistel ist eine uralte Heilpflanze. Plinius, der römische Offizier und Schriftsteller, schrieb im ersten Jahrhundert in seiner „Historia naturalis": „Nichts haben die Druiden – so nennen die Kelten ihre Priester –, was ihnen heiliger wäre als die Mistel und der Baum, auf dem sie wächst. In ihrer Sprache heißt die Mistel die alles Heilende."

Die keltischen Druiden behandelten mit der Mistel Sterilität, Epilepsie und Vergiftungen; bei fast keinem Heiltrank durfte sie fehlen. Damals war man sicher, daß die auf Eichen wachsende Mistel die wirkungsvollste sei. Das mag auch so sein, denn der Wirtsbaum, von dem die Mistel lebt, ist wichtig für die Inhaltsstoffe der Pflanze. Die Mistel ist ein kugeliger Strauch, den man in Europa und Asien findet. Sie wird im März und April gesammelt; man verwendet das ganze Kraut. Es setzt die Spannung der Blutgefäße herab und wirkt dadurch blutdrucksenkend. So kommt es zur Entlastung des Herzens, was besonders für alternde arteriosklerotische Menschen wichtig ist.

Die Inhaltsstoffe der Mistel sind sehr empfindlich. Deshalb dürfen sie nicht stark erhitzt werden. Am besten setzt man zwei bis vier Teelöffel des getrockneten Mistelkrautes mit einem Viertelliter kaltem Wasser an, läßt den Ansatz über Nacht stehen, seiht morgens ab und trinkt ihn auf nüchternen Magen. Man muß diese Kur wochen- oder monatelang fortsetzen, jeweils morgens und abends eine Tasse, um Erfolg zu haben.

Als Herzmittel und bei Geschwulstkrankheiten werden Extrakte der Mistel in Apotheken geführt. Wegen der etwas problematischen Dosierung ist aber hier der Rat des Arztes wichtig.

Nelkenwurz

Geum urbanum

Die Nelkenwurz bekam ihren Namen von den Gewürznelken, nach denen ihre Wurzel beim Trocknen riecht. Verantwortlich dafür ist das bitter schmeckende Glykosid Gein, das beim Trocknen durch Enzyme zu Eugenol umgebaut wird, dem Riechstoff der Gewürznelke.

Bei Hildegard von Bingen, der mittelalterlichen Gelehrten, hieß die Pflanze „herba benedikta", gesegnetes Kraut.

Die Nelkenwurz wächst in Wäldern, Hecken und Gebüschen. Sie blüht von Mai bis Oktober. Meist wird der Wurzelstock gesammelt; dessen Bestandteile sind am wirkungsvollsten vor der Blüte. Man verwendet sie wie Baldrian. Sie wirkt entspannend und beruhigend, aber durch die ätherischen Öle und die Bitterstoffe auch als Tonikum, also kräftigend.

Für Tee nimmt man zwei gehäufte Teelöffel getrocknete und geschabte Wurzel, die mit einem Viertelliter kochendem Wasser überbrüht wird. Nach einer Viertelstunde seiht man ab.

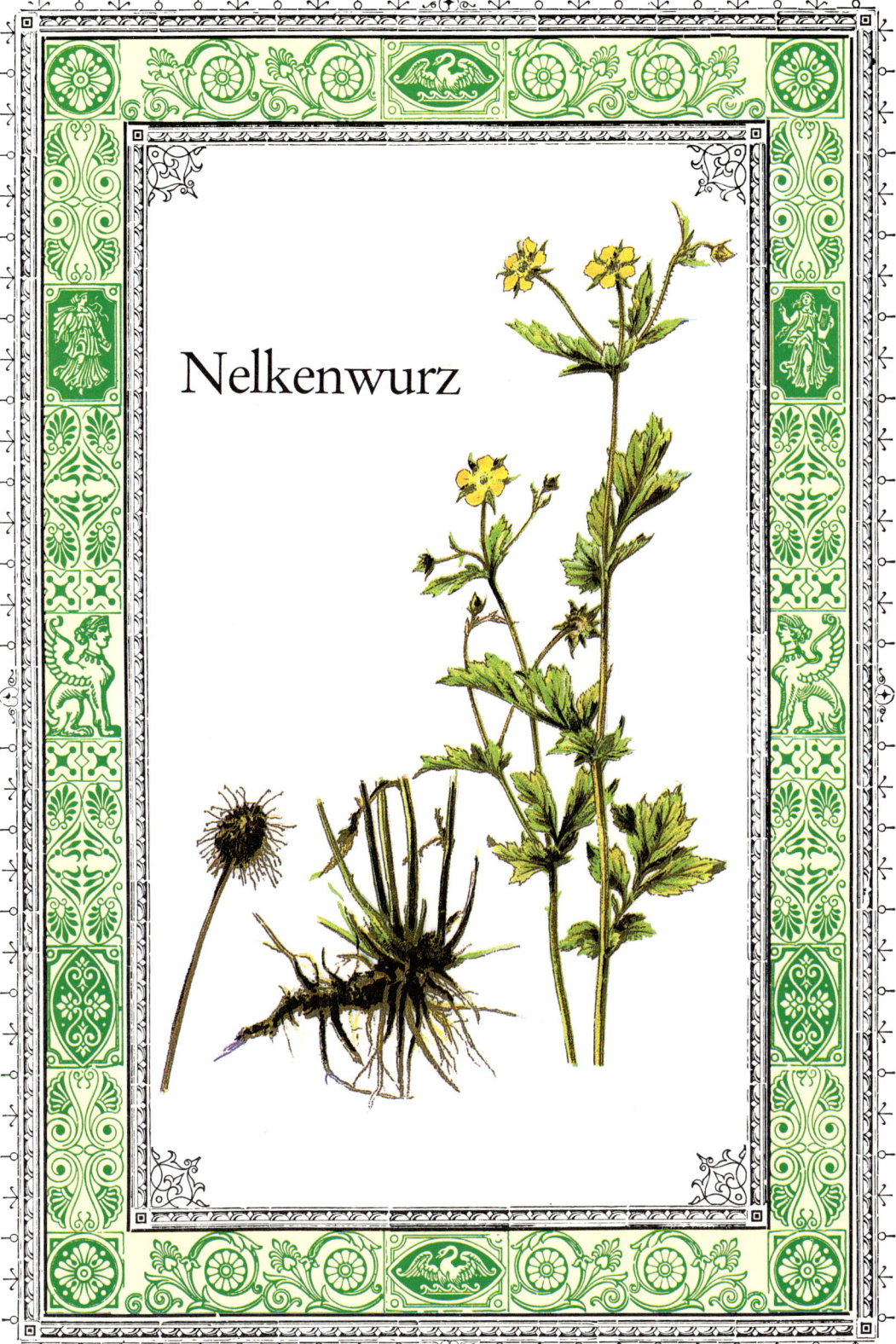

Nelkenwurz

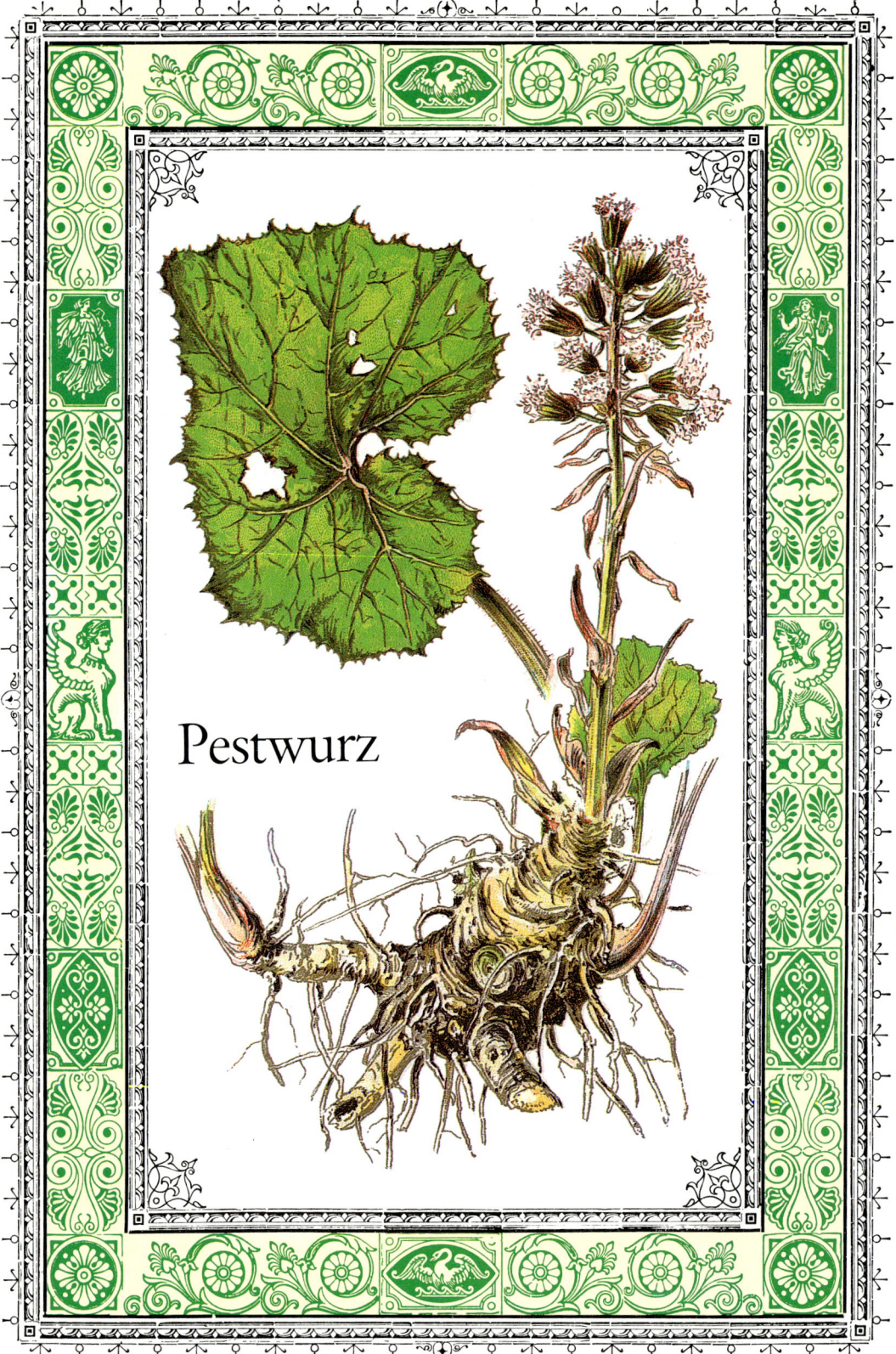

Pestwurz

Odermennig

Agrimonia eupatoria

Der eigenartige deutsche Name „Odermennig" hat mit Mennige nichts zu tun. Er ist wohl eine volkstümliche Verstümmelung des biologischen Namens „Agrimonia". Odermennig war eine der berühmtesten Heilpflanzen der Antike. Schon der griechische Arzt Dioskurides lobte „Eupatorios" im ersten Jahrhundert als Wundheilmittel und Arznei gegen Lebererkrankungen. Nach Plinius geht der Beiname „eupatoria" auf König Mithridates VI. zurück, der aus 54 Heilkräutern das in der Antike berühmte Gegengift „Mithridat" mixte und „Eupatos" (edler Vater) genannt wurde.

Durch den Gehalt an Bitter- und Gerbstoffen regt Odermennig den Appetit an und fördert die Verdauung. Auch bei Durchfall hilft die Pflanze.

Die Pflanze wächst an sonnigen Wegrändern und auf Wiesen. Sammeln Sie die Blätter im Mai und Juni! Sie bereiten sich einen Tee aus zwei Teelöffeln der getrockneten Blätter, die mit einem Viertelliter kochendem Wasser übergossen werden. Den Tee läßt man zehn Minuten ziehen. Man soll zwei- bis dreimal täglich eine Tasse trinken.

Pestwurz

Petasites hybridus

Die Pestwurz wurde als Mittel gegen die Pest angesehen. „Die lange Erfahrung bezeuget, daß diese Wurzel wider die Pest gar nutzlich gebraucht werde, daher man sie auch Pestilenz-Wurzel nennet" schrieb ein Kräuterkundiger im 18. Jahrhundert. Damals wurde sie auch als teures Schönheitswässerchen für höhergestellte Damen verkauft. Von dieser Einschätzung ist man inzwischen abgekommen. Aber es war sicher richtig, daß man die Pestwurz schon immer gegen Husten und Asthma eingesetzt hat. Die Volksmedizin benutzte sie auch bei anderen Krampfzuständen. Wissenschaftliche Untersuchungen zeigten, daß dies durchaus richtig war. Neben Schleimstoffen enthält die Pflanze Petasin, das bei Krämpfen schmerzstillend wirkt und bei Spannungskopfschmerz, Migräne und Herzbeschwerden (vor allem bei Koronar-Spasmen) hilfreich ist. Heute werden ihre Wirkstoffe vor allem als Frischpflanzenauszug bei Reizungen und krampfartigen Störungen der Gallenwege eingesetzt. Als Hustenmittel wurde die Pestwurz inzwischen vom Huflattich verdrängt. Man kann sie aber bei Keuchhusten oder Bronchialasthma gut verwenden, da sie krampflösend auf die Bronchialmuskulatur wirkt. Die Pestwurz ist eine in Europa weitverbreitete Pflanze. Man findet sie besonders an feuchten Stellen in Wäldern und an Bachufern. Die Blätter sind denen des Huflattichs sehr ähnlich. Der Unterschied besteht in der Behaarung der Blätter.

Pestwurz-Tee bereitet man aus zwei Teelöffeln des getrockneten Krautes, das man mit einem Viertelliter kochendem Wasser übergießt. Nach 15 Minuten seiht man ab und trinkt zwei bis dreimal täglich eine Tasse.

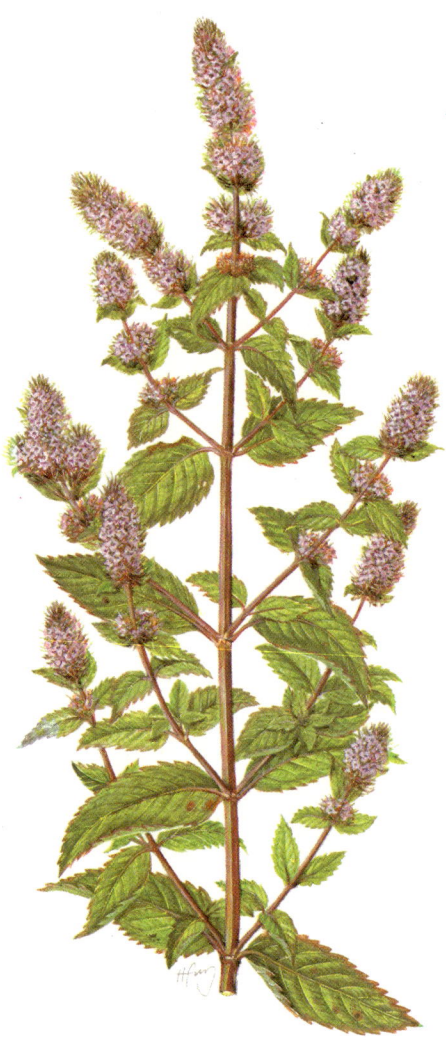

Pfefferminze

Mentha piperita

Die Pfefferminze ist eine Kreuzung aus mehreren der etwa 20 verschiedenen Minzearten. (Unsere einheimischen Wildformen sind die grüne Minze, die Wasserminze, die Waldminze und die rundblättrige Minze.) Diese Kreuzung ist ein sehr empfindliches Geschöpf. Sie muß alle drei Jahre umgepflanzt werden, um zu verhindern, daß sie zu einer krausblättrigen Form verwildert. Deren Geruch und Geschmack ist nicht angenehm.

Bei Übelkeit und Brechreiz ist Pfefferminztee wegen seiner leicht betäubenden Wirkung auf die Magenschleimhaut hilfreich. Außerdem wird Pfefferminzöl gern zum Einreiben bei Rheuma, Gicht und Nervenschmerzen benutzt.

Den Tee bereitet man aus einem Teelöffel Pfefferminze, die mit einem Viertelliter heißem, aber nicht kochendem Wasser übergossen wird. In akuten Fällen sollte man bis zu vier Tassen täglich trinken.

Pfefferminztee ist kein harmloser „Kindertee", wie manche Familie glaubt, sondern ein Arzneimittel! Als Dauergetränk ist er nur Magenleidenden zu empfehlen.

Raute

Ruta graveolens

Schon immer wurde die Raute als Heilkraut geschätzt und gegen viele Krankheiten gebraucht. Vor allem wurde sie als Gegenmittel bei Vergiftungen gelobt: „Es wird heutigen Tages von der Raute eine köstliche Artzney wider alles Gift bereitet, welche vor alten Zeiten der König Mithridat in stetem Gebrauch gehabt, sich wider alles Gift zu bewahren."

Und: „Wenn die Wiesel mit der Schlange kämpfen will, stärcket sie sich mit Rauten, so kan ihr die Schlange kein Gift zufügen."

Aber auch bei anderen Problemen wurde sie gerne verwendet: „Raute zu Pulver gestoßen und mit Wein vor dem Schlafe genommen, ist denen nützlich, so zur Nacht in das Bett harnen."

Heute hat die Raute viel von ihrem Zauber verloren. Man benutzt sie als schlaffördernndes, beruhigendes und krampflösendes Mittel. Sie wächst bei uns verwil-

Der Hauptbestandteil des Öls in der Pfefferminze ist das Menthol. Das kann die glatte Muskulatur entkrampfen. So lassen sich leichte Schmerzen einer Gallenkolik dämpfen.

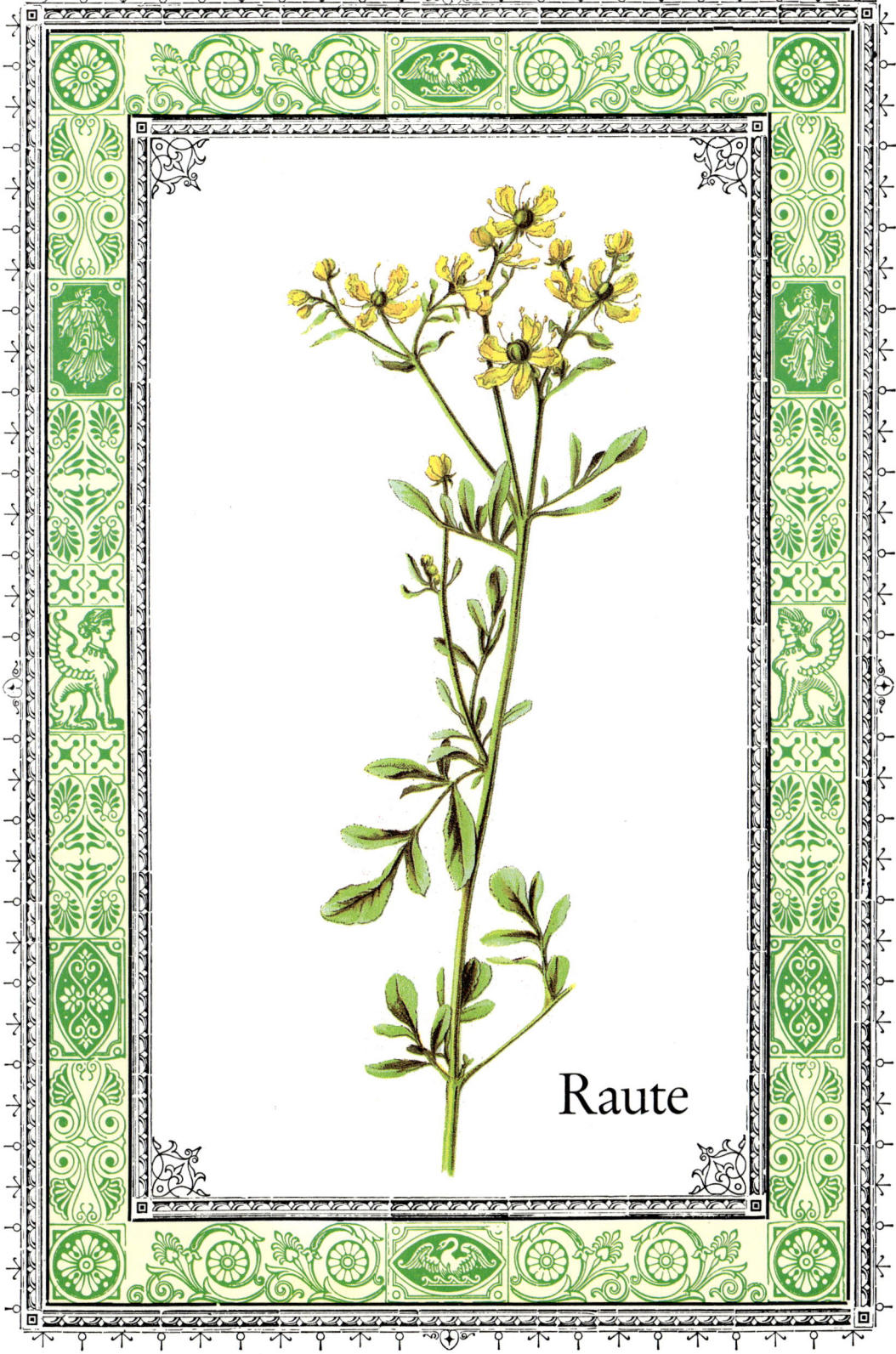

Raute

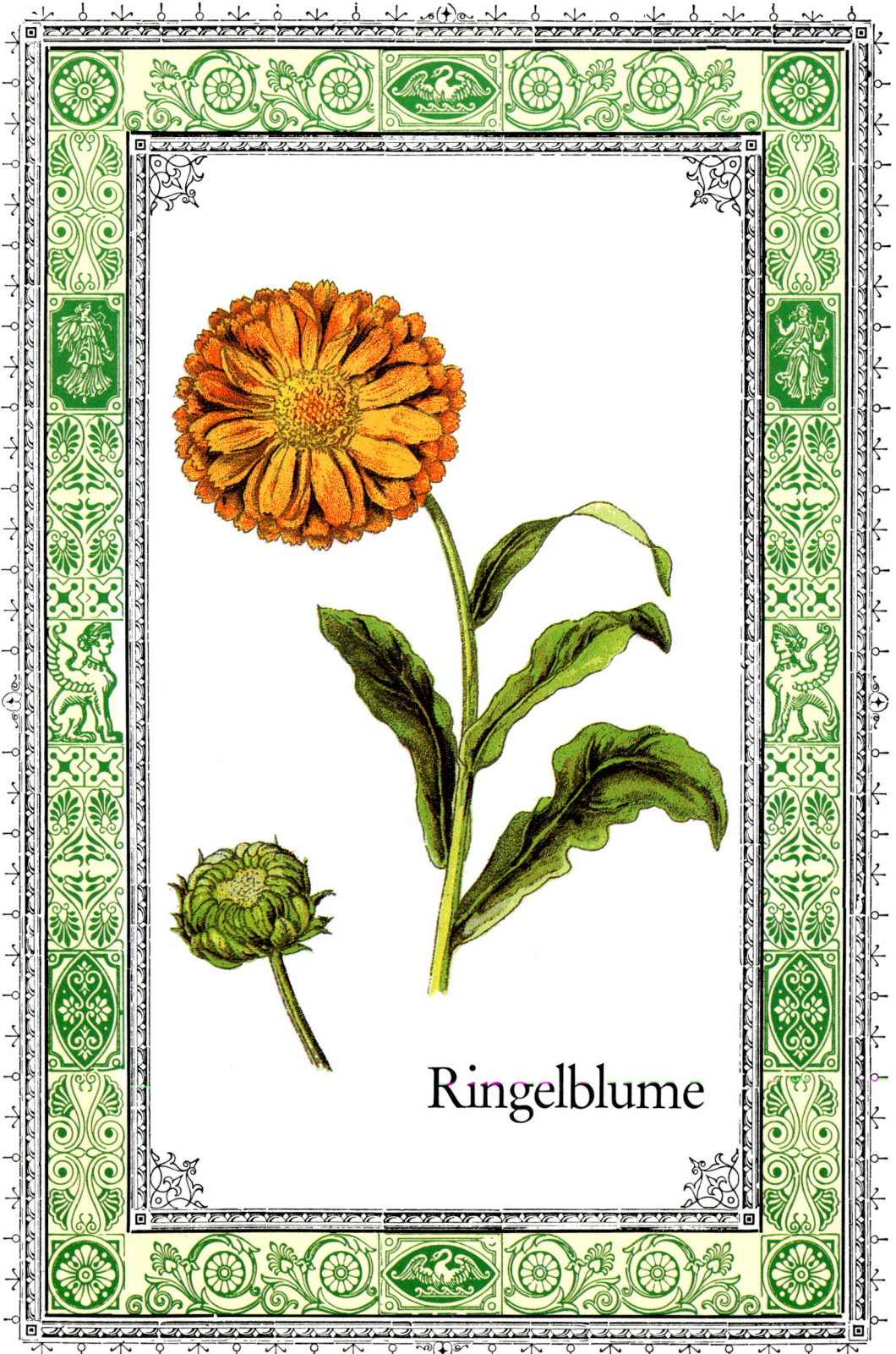

Ringelblume

dert auf warmen Feldhängen und in Weinbergen.

Für einen Tee nimmt man einen Teelöffel der im Juni und Juli kurz vor der Blüte gesammelten und getrockneten Blätter. Die übergießt man mit einem Viertelliter kochendem Wasser. Nach fünf Minuten seiht man ab. Mehr als zwei Tassen täglich sollte man nicht trinken, weil die Raute unangenehme Nebenwirkungen hat. Das in ihr enthaltene relativ giftige ätherische Öl ruft bei empfindlichen Menschen schon beim Pflücken Hautjucken mit Bläschen hervor. Und Schwangere sollten die Raute ganz meiden. Da durch sie die Blutzufuhr im Bereich des Beckens erhöht wird, könnte eine Fehlgeburt ausgelöst werden.

In alten Kräuterbüchern findet man bei vielen Pflanzen sehr sonderbare Rezepte. So auch bei der Ringelblume (links):
„Wenn man die Ringel-Bluhmen an die Wartzen reibt, daß sie feucht werden, alsdenn mit Pferd-Harn abwäscht, von sich selbst trocknen läßt, und solches drey-oder viermal verrichtet, fallen die Wartzen hinweg."

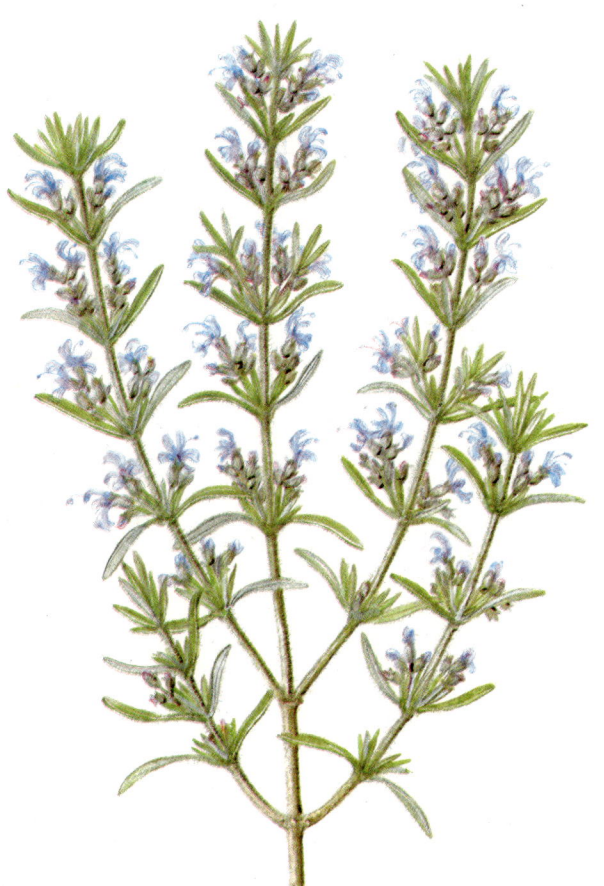

Ringelblume

Calendula officinalis

Die Ringelblume wird Calendula genannt, denn sie blüht am Calendae (dem Monatsersten) in fast jedem Monat. So – wissenschaftlich nicht ganz hieb- und stichfest – wurde einst der botanische Name der Ringelblume erklärt. Sie wächst wild auf Bruchäckern und Schuttplätzen, an Gruben und Zäunen. Die heilkräftigen Wirkstoffe befinden sich in den Blütenblättern, die von Juni bis September gesammelt werden können.

Bei leichten Gallenbeschwerden kann man sich aus Ringelblumen einen krampflösenden, entzündungshemmenden Tee bereiten. Ein Teelöffel der getrockneten Blüten wird mit einem Viertelliter kochendem Wasser überbrüht. Nach zehn Minuten seiht man ab und trinkt täglich zwei bis drei Tassen.

Außerdem hat die Pflanze einen hohen Gehalt an Carotinoid-Farbstoffen. Man nutzte das im Mittelalter, um Haare gelb zu färben oder den teuren Safran betrügerischerweise zu strecken. Diese Carotinoide sind aber auch heilkräftig; sie bilden eine Vorstufe des Vitamin A, das bei schlecht heilenden und eitrigen Wunden hilft und den Aufbau neuen Gewebes beschleunigt.

Rosmarin

Rosmarinus officinalis

Rosmarin findet man wildwachsend in den Mittelmeerländern. Bei uns wächst er im Kräutergarten. Im Mai und im Juni, kurz vor und während der Blüte,

79

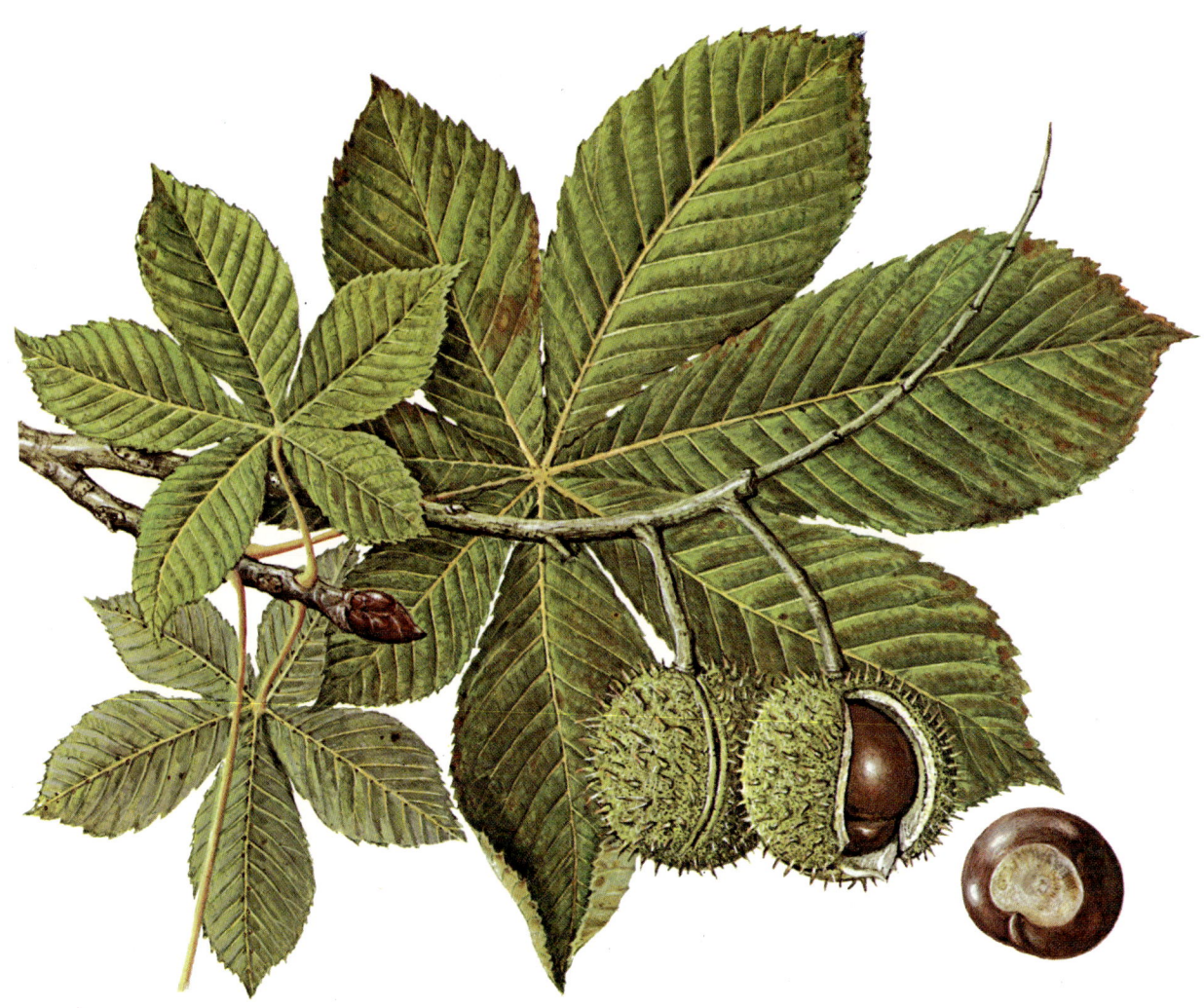

werden die nadelförmigen, stark aromatisch riechenden Blätter gesammelt.

Im antiken Griechenland bekränzte man die Statuen der Götter mit Rosmarin. Er war Aphrodite, der Göttin der Schönheit und Liebe geweiht. Auch heute spielt er bei Hochzeitsbräuchen noch eine große Rolle. Rosmarin gilt wie die Myrte als Sinnbild der Jungfräulichkeit. Nach neuesten Forschungskenntnissen ist er tatsächlich ein typisches Frauenmittel; er hat hormonartige Wirkung und wird bei Zyklusstörungen verordnet. Doch auch nach einer schweren Krankheit und im hohen Alter hat Rosmarin anregende und belebende Wirkung.

Äußerlich – als Salbe oder als alkoholischer Auszug angewendet – ist Rosmarin wegen seiner hautreizenden, durchblutungsfördernden und entzündungshemmenden Eigenschaften ein gutes Mittel bei Rheumatismus und Nervenschmerzen. Auch bei Kopfschmerzen hilft er. In Präparaten für Mund- und Zahnpflege wird die keimtötende und desinfizierende Wirkung der ätherischen Öle geschätzt.

Für ein belebendes Rosmarinbad (wie es schon Pfarrer Kneipp verordnete) nimmt man 50 Gramm der Blätter, die in einem Liter Wasser zum Sieden erhitzt werden. Dann läßt man 30 Minuten ziehen, seiht ab und gibt die Flüssigkeit ins Badewasser (ohne Seife!). Für einen Tee – der Herzkraft und Durchblutung fördert – nimmt man einen Teelöffel Rosmarinblätter auf eine Tasse Wasser, erhitzt zum Sieden und läßt einige Minuten ziehen. Von diesem Tee soll man täglich zwei Tassen trinken.

Roßkastanie

Aesculus hippocastanum

Die Roßkastanien (die im Volksmund einfach „Kastanien" heißen) wurden früher dem Futter schwer atmender Pferde beigemischt.

Die Heimat dieses zu den Buchengewächsen gehörenden Baums ist der Balkan. Im 16. Jahrhundert kamen die ersten Roßkastanien nach Wien. Der damalige kaiserliche Gesandte Ungnad schenkte sie Kaiser Maximilian II. Von dort verbreitete sich die weiß- und rotblühende Kastanie auch über Deutschland.

Die Rinde des Baumes enthält Aesculin, das zu Sonnenschutzpräparaten verarbeitet wird. Der Same, also die braunglänzende Kastanie, enthält ein anderes Saponin, das Aescin. Das bewirkt, daß das Gewebe um die kapillaren Blutgefäße weniger Flüssigkeit aufnimmt, sondern – im Gegenteil – Flüssigkeit abgibt. So werden Ödeme, also ungesunde Wasseransammlungen im Gewebe, ausgeschwemmt. Die Wände der Blutgefäße werden vorbeugend abgedichtet.

Außerdem hilft die Roßkastanie bei Krampfadern und offenen Beinen. Sie erhöht die Spannung im Venensystem. Dadurch werden venöse Störungen beseitigt. Sie wirkt entzündungshemmend und wirkt auch bei Hämorrhoiden.

Damit der Erfolg dauerhaft ist, muß die Pflanze über einen längeren Zeitraum angewendet werden. Dazu mahlen und rösten Sie die Roßkastanien (ohne die braune glänzende Schale). Davon mischen Sie täglich zwei Messerspitzen in Essen oder Getränke. Einfacher ist es, Roßkastanienpräparate zu benutzen, die es in der Apotheke gibt.

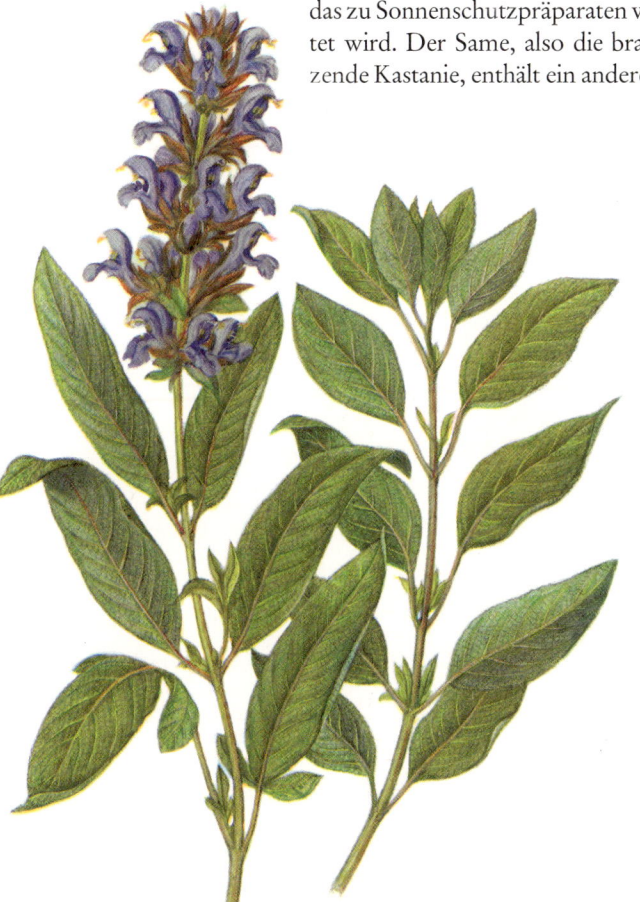

Salbei

Salvia officinalis

Salbei galt früher als Lebenselixier, als die „heilende Ratgeberin der Natur". Der Name kommt wahrscheinlich vom lateinischen „Salvus", dem Heil.

Karl der Große empfahl in seinem Werk „Capitulare de villis" den Anbau von Salbei. Im 14. Jahrhundert stand die Pflanze in der berühmten medizinischen Schule von Salerno im höchsten Ansehen: „Cur moriatur homo, cui salvia crescit in horte?" – „Warum stirbt der Mensch, wenn Salbei im Garten wächst?"

Die Blätter werden kurz vor der Blüte von Mai bis September gesammelt. Getrocknet helfen sie bei krankhaften Schweißausbrüchen und Speichelfluß. Wirkungs-

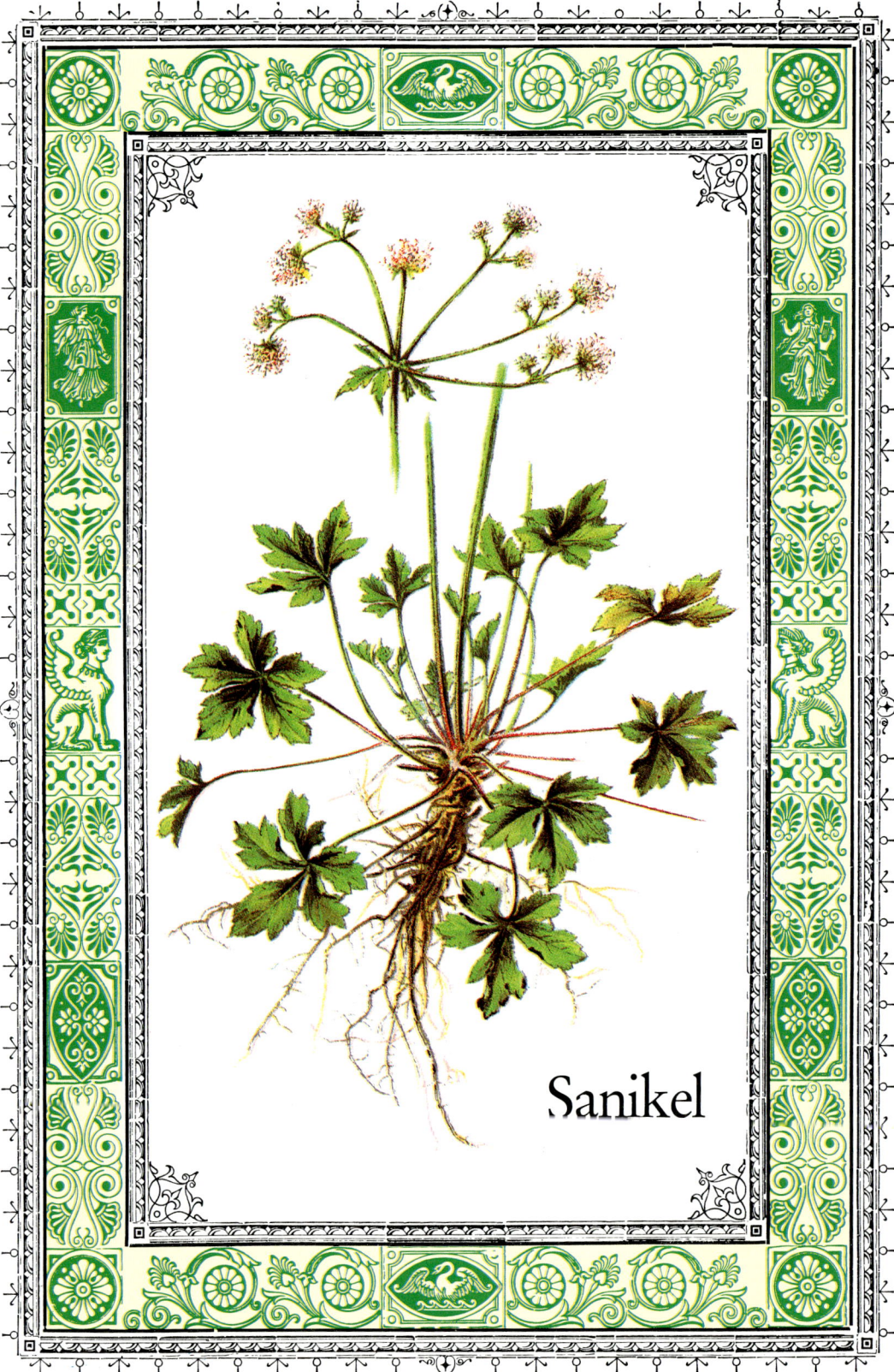

Sanikel

voll sind sie auch bei Magen- und Darmkatarrhen sowie bei Katarrhen der oberen Luftwege. Wegen seiner desinfizierenden und blutstillenden Wirkung benutzt man den Salbei zum Spülen und Gurgeln bei Zahnfleischerkrankungen und Mandelentzündungen.

Die wirkungsvollen Inhaltsstoffe des Salbeiöls sind Cineol, Thujon und Kampfer. Sie hemmen das Wachstum von Bakterien und Pilzen oder unterbinden deren Aktivität ganz. Die Gerbstoffe wirken entzündungshemmend, die Bitterstoffe geben dem Salbei seinen angenehmen Geschmack.

Tee bereitet man aus einem Teelöffel Salbeiblätter, die mit einer Tasse heißem Wasser überbrüht werden. Man läßt den Tee kurz ziehen, trinkt täglich zwei Tassen oder benutzt ihn zum Gurgeln.

Auch in der Küche ist Salbei wichtig. Er ist ein aromatisches Gewürz und hilft außerdem bei der Verdauung von fetten Speisen wie Hammel oder Aal.

Sanikel

Sanicula europaea

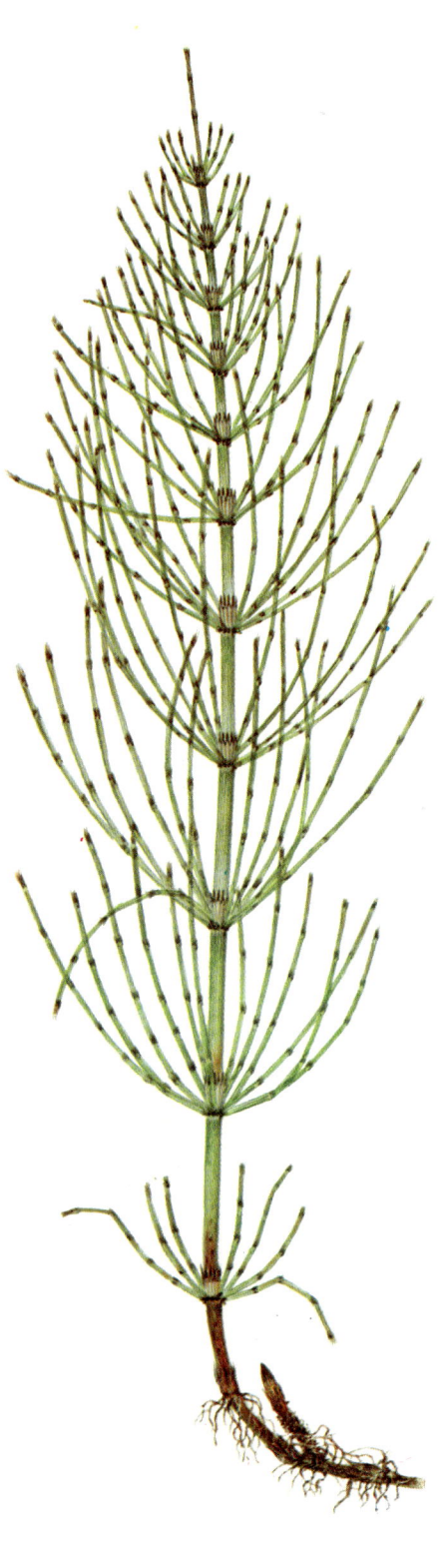

Der Sanikel wurde schon immer als Wundheilmittel benutzt. Hildegard von Bingen hat ihn bereits im 12. Jahrhundert unter seinem heutigen Namen erwähnt. Der kommt vom lateinischen „sanare" – und das bedeutet „heilen".

Die Pflanze wächst in schattigen Wäldern auf mäßig feuchtem Humusboden. Man findet sie häufig in der Nähe von Buchen. Durch ihre Gerbstoffe hat sie einen recht scharfen Geschmack. Den Tee, den man aus zwei Teelöffel des getrockneten Krautes und einem Viertelliter Wasser zubereitet, kann man mit Honig süßen. Bei Erkrankungen der Luftwege und des Rachenraumes gurgelt man mit ihm. Man

Rechts ist ein Schachtelhalm abgebildet. Wenn Sie umblättern, finden Sie den Text dazu. Schachtelhalme wachsen als Unkraut auf Äckern. Sie werden von Mai bis September gesammelt, wobei man junge Pflanzen vorziehen sollte.
Die enthalten mehr lösliche Kieselsäure.

kann mit dem Tee – ohne Honig – aber auch Umschläge und Verbände tränken; diese helfen bei Verletzungen, Quetschungen und Ausschlägen. Früher wurde die Wurzel pulverisiert und gegen Magenleiden eingenommen.

Leider hat sich die moderne Wissenschaft noch kaum um die ausgezeichneten Heilwirkungen des Sanikel gekümmert. Aus der großen Gruppe der Heilpflanzen, die Bitter- und Gerbstoffe sowie Saponine enthalten, wurden bisher nur ein paar Vertreter wissenschaftlich genauer untersucht.

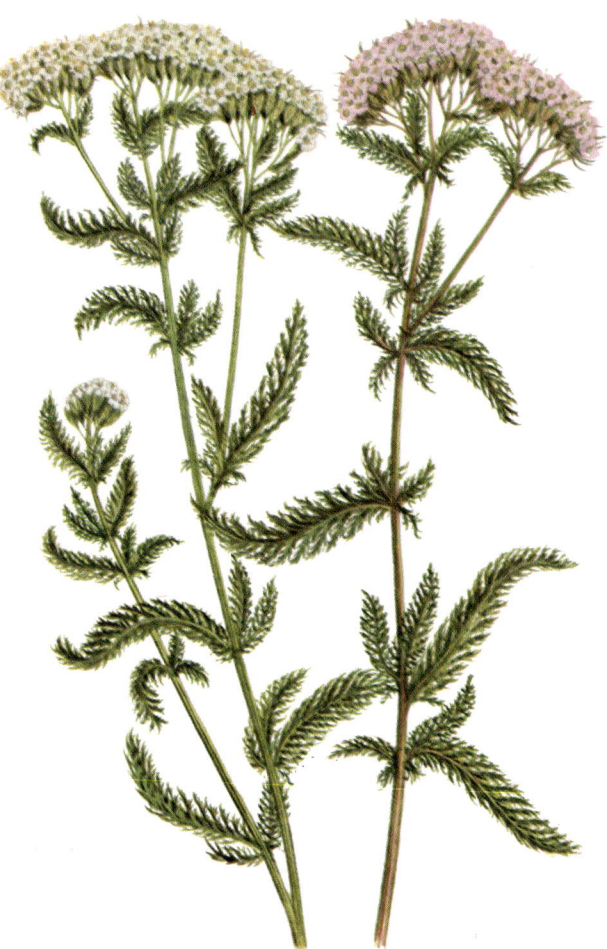

Schachtelhalm

Equisetum arvense

Schachtelhalme gibt es auf der Erde schon seit der Karbonzeit, also seit 390 Millionen Jahren. Die Pflanze hat den Namen daher, daß die einzelnen Glieder des hohlen Halms lose ineinander gesteckt oder geschachtelt sind.

Die botanische Bezeichnung „Equisetum" kommt vom lateinischen „equus" (dem Pferd) und „saeta" (der Borste), weil die Halme hart wie Pferdeborsten sind. Durch diese Eigenschaft und den hohen Gehalt an Kieselsäure benutzte man die Pflanze lange Zeit zur Reinigung von Zinngegenständen; daher heißt sie auch Zinnkraut. (Klarinettenspieler benutzen Schachtelhalm noch heute, um die Holzblättchen, die den Ton erzeugen, abzuschleifen.)

Kieselsäure ist wichtig für den Aufbau von Haut, Knochen, Nägeln und Zähnen. Aber auch therapeutisch ist sie nützlich. Bei Lungenerkrankungen spielte die Kieselsäuretherapie früher eine große Rolle. Heute ist die abwehrsteigernde Wirkung auf das Bindegewebe wichtiger.

Sie bereiten sich einen Tee mit einem oder zwei Löffel der getrockneten Pflanze, die Sie mit einem Viertelliter kaltem Wasser ansetzen. Den Ansatz lassen Sie über Nacht ziehen und trinken täglich zwei bis drei Tassen davon – leicht angewärmt. Man muß diese Therapie über längere Zeit hinweg anwenden, um Erfolg zu erzielen.

Schafgarbe

Achillea millefolium

Der botanische Name der Schafgarbe kommt vom griechischen Sagenhelden Achilles. Dieser hatte beim heilkundigen Centaur Chiron gelernt, die Heilkräfte des Krautes zu nützen. Er heilte damit eine eiternde Wunde des Königs Telephos. Tatsächlich: Schon im Altertum wurde die Schafgarbe zur Wundheilung und zur Stillung von Blutungen verwendet. Die Indianer Nordamerikas kannten sie auch und in China wird sie schon seit 4000 Jahren benutzt. Die Germanen schrieben ihr schützende Eigenschaften gegen praktisch alle Krankheiten zu.

Die Schafgarbe enthält neben Gerbstoffen ein ätherisches Öl, das in der Wirkung dem Kamilleöl gleicht. Es wirkt wie dieses entzündungshemmend, doch ist die entkrampfende Wirkung noch größer – vor allem im Bereich des Beckens. Daher wird die Schafgarbe besonders in der Frauenheilkunde angewendet. Ein altes Sprichwort sagt: „Schafgarb' im leib tut wohl jedem Weib."

Durch den Anteil an Bitterstoffen wirkt das Kraut auch bei Magenerkrankungen, bei Darm- und Gallebeschwerden wie bei Appetitlosigkeit. Der hohe Kaliumgehalt regt die Nierentätigkeit an, so daß man es auch bei der Frühjahrskur zum Entschlakken benutzen kann.

Das blühende Kraut (vor allem dann ist es wirksam) wird im Juli und August gesammelt. Am einfachsten preßt man die ganze Pflanze aus und trinkt den Saft. In anderen Monaten übergießt man zwei Teelöffel des getrockneten Krautes mit siedendem Wasser und läßt diesen Tee zehn Minuten ziehen. Davon soll man täglich zwei bis drei Tassen mäßig warm zu sich nehmen.

Schlehdorn

Prunus spinosa

Der Schlehdorn wächst meist wild an Waldrändern. Oft wird er auch als Nutzhecke angepflanzt. Seine Dornen und die Eigenschaft, stark zu verwachsen, bilden natürlichen Schutz. Vom Schlehdorn kann man sowohl die Blüten als auch die Früchte verwenden. Die Blüten werden von April bis Mai, die Früchte – die Schlehen – im Oktober oder November gesammelt. Der Geruch der Blüten ähnelt dem von bitteren Mandeln. Das kommt von einem Blausäure- und einem Nitrin-Glykosid. Pfarrer Kneipp war ein großer Anhänger von Schlehenblüten-Tee. Der wirkt abführend und magenstärkend – zuverlässig und ohne jede Nebenwirkung. Auch die leicht harntreibende Wirkung wird gern genutzt.

Um einen Tee zuzubereiten, übergießen Sie zwei Teelöffel der Blüten mit einem Viertelliter Wasser, erhitzen es langsam bis zum Sieden und seihen dann ab. Zwei Tassen sollten Sie täglich trinken.

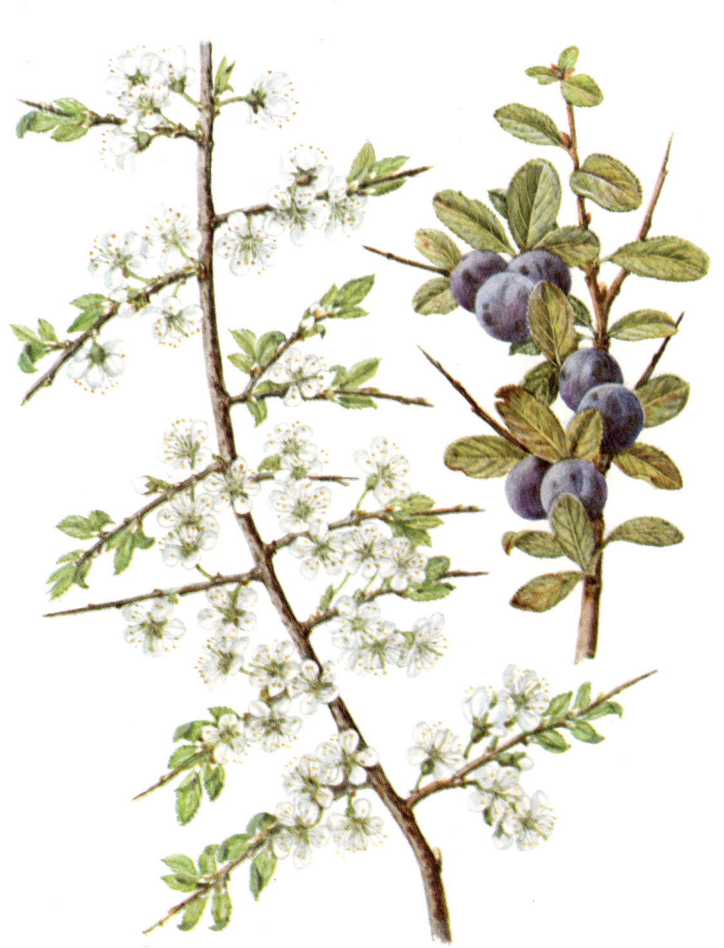

Schlüssel-blume

Primula officinalis

Eines schönen Tages war der alte Petrus, der Himmelstorwächter, sehr aufgeregt. Irgend jemand hatte sich Nachschlüssel für die Himmelspforte machen lassen. In seiner Nervosität fiel dem Petrus der Himmels-Hauptschlüssel aus der Hand und hinunter auf eine Wiese. Sofort wurden die himmlischen Heerscharen losgeschickt, um den Schlüssel zurückzubringen. Doch dort, wo er auf der Wiese lag, war er kaum noch zu finden: dort waren Felder von Blumen gewachsen, deren gelbe Blüten die Form des Bartes vom Himmelsschlüssel hatten.

Aus dieser Geschichte wurde nicht nur der Name, sondern auch die Heilwirkung der Schlüsselblume abgeleitet. Die gescheite Äbtissin Hildegard von Bingen erklärte das so: Die Wirkstoffe der Schlüsselblume führen an die Himmelstüre heran, öffnen sie und bleiben selbst draußen, während andere heilende Stoffe hineingehen können.

So wirken die Saponine der Schlüsselblume tatsächlich. Sie verbessern die Aufnahmefähigkeit des menschlichen Organismus für andere pflanzliche Wirkstoffe. Das gilt für die Flavone und Glycoside der Schlüsselblume selbst ebenso wie für die Wirkstoffe anderer Pflanzen, die im Tee mit Schlüsselblumen gemischt werden.

Schlüsselblumen wachsen auf Wiesen und an Waldrändern. Man sammelt ihre Blüten von Ende März bis Anfang Mai. Blüten und Wurzel werden bei allen Formen der chronischen Bronchitis, vor allem bei ungenügendem Auswurf, verwendet. (Das Ausgraben der Wurzel ist allerdings nicht erlaubt, dieser Teil der Pflanze steht unter Naturschutz. Doch gerade sie enthält weit mehr Saponin als die Blüten. Daher sollte man sich Wurzel-Präparate in der Apotheke besorgen.) Für einen Tee nehmen Sie einen Eßlöffel frischer Blüten und übergießen sie mit einem Viertelliter heißem Wasser, lassen 15 Minuten ziehen und seihen dann ab. Trinken Sie pro Tag zwei bis drei Tassen davon!

Schöllkraut

Chelidonium maius

Der botanische Name des Schöllkrauts ist nicht einfach zu erklären. Plinius behauptete, er käme vom griechischen „chelidon" (der Schwalbe) – denn die Schwalbe öffne mit dem Saft der Pflanze die Augen ihrer Jungen. Der Name könnte aber

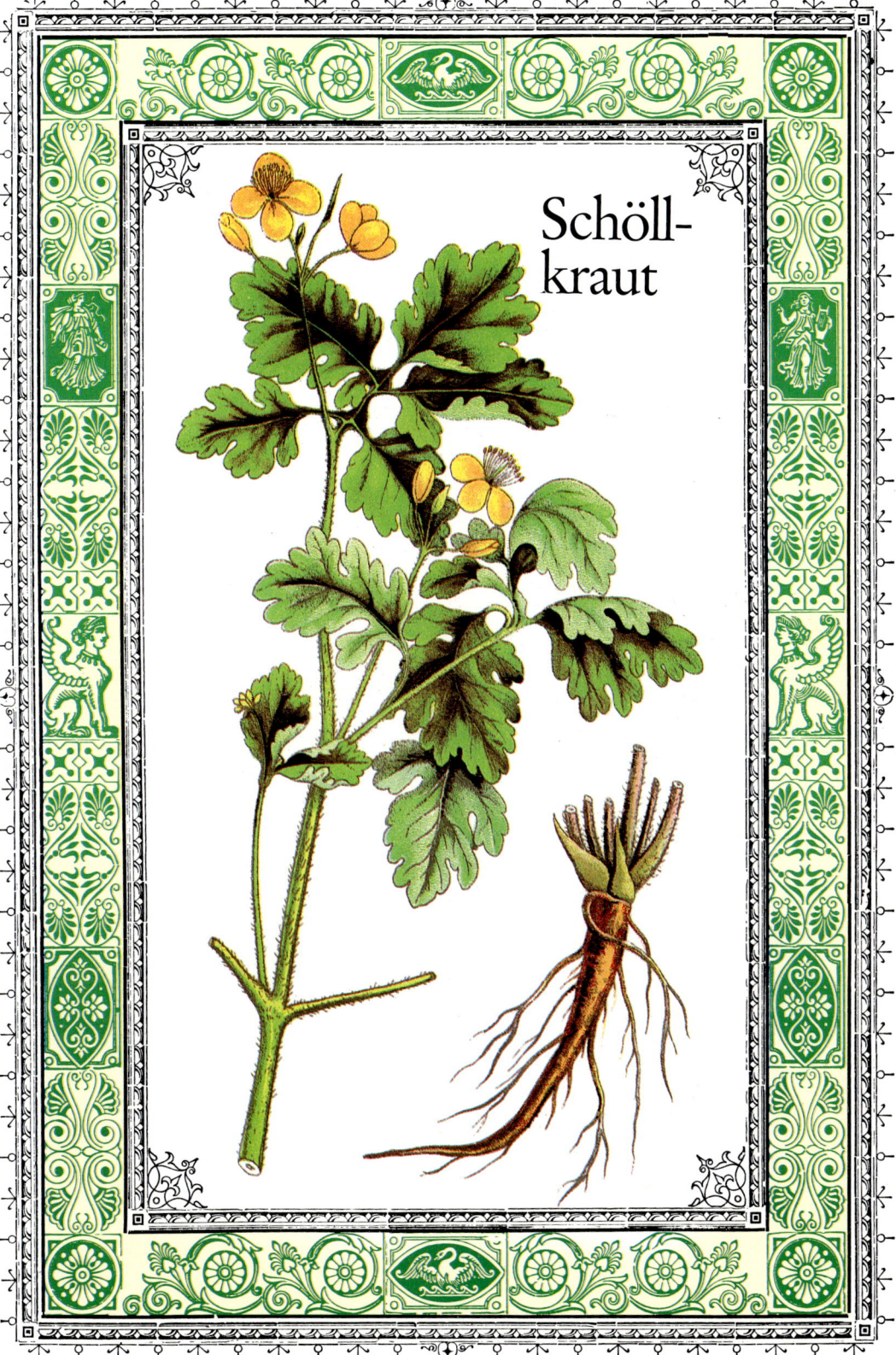

Schöll-
kraut

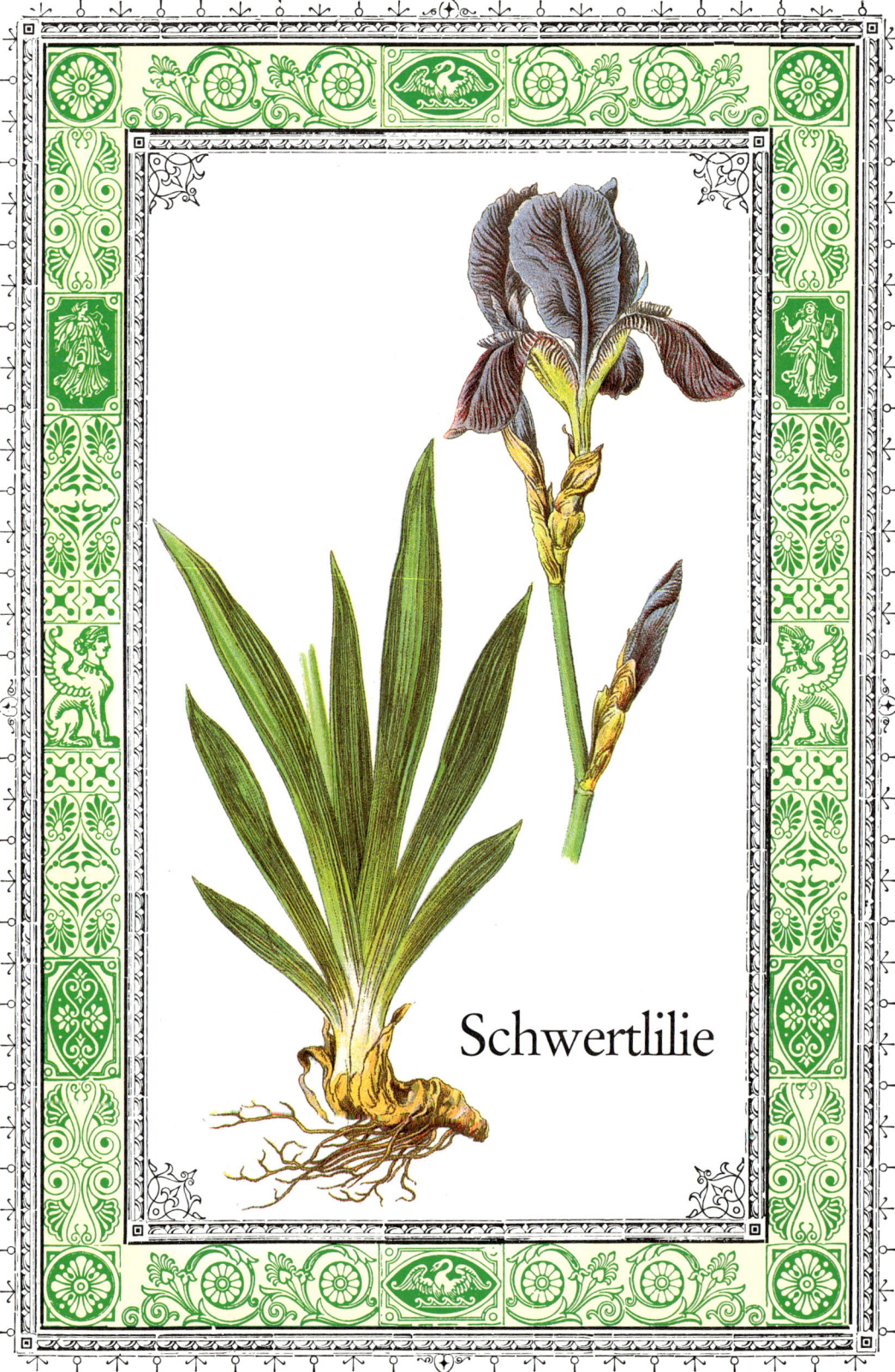

Schwertlilie

Die Schwertlilien-Wurzel (links unten) – getrocknet, zerkleinert und zu einem Tee gebrüht – wird noch heute als harntreibendes Mittel verwendet.

auch von griechischen „kelido" stammen (was „beflecken" bedeutet), weil der Milchsaft der Pflanze die Haut braun färbt.

Das Schöllkraut wächst wild in ganz Europa auf Schutthalden und an allen mit Stickstoff angereicherten Stellen in der Nähe menschlicher Ansiedlungen. Man sammelt das Kraut von April bis September, den Wurzelstock im Oktober und November.

Alle Teile der Pflanze enthalten einen orangegelben Milchsaft, der sehr scharf schmeckt, ätzend wirkt und in höherer Dosis giftig ist. Früher wurde er zur Behandlung von Warzen verwendet.

Die Inhaltsstoffe der Pflanze stehen den Opium-Alkaloiden nahe. Das erklärt ihre leicht krampflösende, schmerzstillende Wirkung. Die Hauptanwendung liegt in der Behandlung von Gallen- und Leberstörungen: Das Schöllkraut erleichtert den Abfluß der Galle und wirkt beruhigend. Albrecht Dürer behandelte eine Leberentzundung mit Schöllkraut – offenbar mit Erfolg. Denn ein Dürerbild des Schöllkrautes, eine sehr originelle Danksagung, hängt heute in der Albertina in Wien.

Man bereitet einen Tee aus zwei Teelöffeln des Krautes, das man mit einem Viertelliter kochendem Wasser überbrüht. Den Tee läßt man zehn Minuten ziehen. Für eine Kur sollte man zwei bis drei Wochen lang täglich zwei bis drei Tassen davon trinken.

Schwertlilie

Iris germanica

V on ihren schwert- oder säbelförmigen Blättern hat sie den Namen „Schwertlilie". Lateinisch – und zuweilen auch bei uns – nennt man sie „Iris". Diese Bezeichnung bekam sie wegen der Vielfarbigkeit ihrer Blütenblätter, die wie die Iris des menschlichen Auges intensiv gefärbt sein können. Die Pflanze kommt aus Nordindien. Bei uns wird sie angebaut; wild findet man sie selten.

Die alte Bezeichnung „Veilchenwurz" kommt von der Wurzel, die beim Trocknen nach Veilchen riecht. Davon profitieren die Hersteller von Parfüm und Kosmetik.

Die Wurzel wird im Oktober ausgegraben. In ihr stecken die Wirkstoffe: schmerzdämfend, aber auch harntreibend. Früher gab man zahnenden Kindern die Wurzel zum Kauen. Das linderte die Schmerzen. Allerding kamen dabei viele Bakterien in den Mund, die sich rasch vermehrten und mehr Schaden anrichteten als die Wurzel half.

Seifenkraut

Saponaria officinalis

D en Namen verdankt das Seifenkraut der Tatsache, daß sich Schaum bildet, wenn man seine Blätter im Wasser zerreibt. Im Mittelalter wurde damit auch tatsächlich gewaschen (und heute wird Seifenkraut zur Herstellung von Fleckenwassern und Reinigungsmitteln verwendet).

Das durch seine kriechenden Ausläufer schwer auszurottende Unkraut wächst in Vorderasien ebenso wie in fast ganz Europa. Die rotbraunen, innen gelben Wurzeln werden zeitig im Frühjahr oder spät im Herbst ausgegraben. Man sollte sie schnell trocknen, am besten bei 50 Grad im Backofen.

Das Seifenkraut ist ein typischer Vertreter der auswurffördernd wirkenden Saponinpflanzen. Es wirkt schleimlösend bei Bronchitis, dazu harn- und schweißtrei-

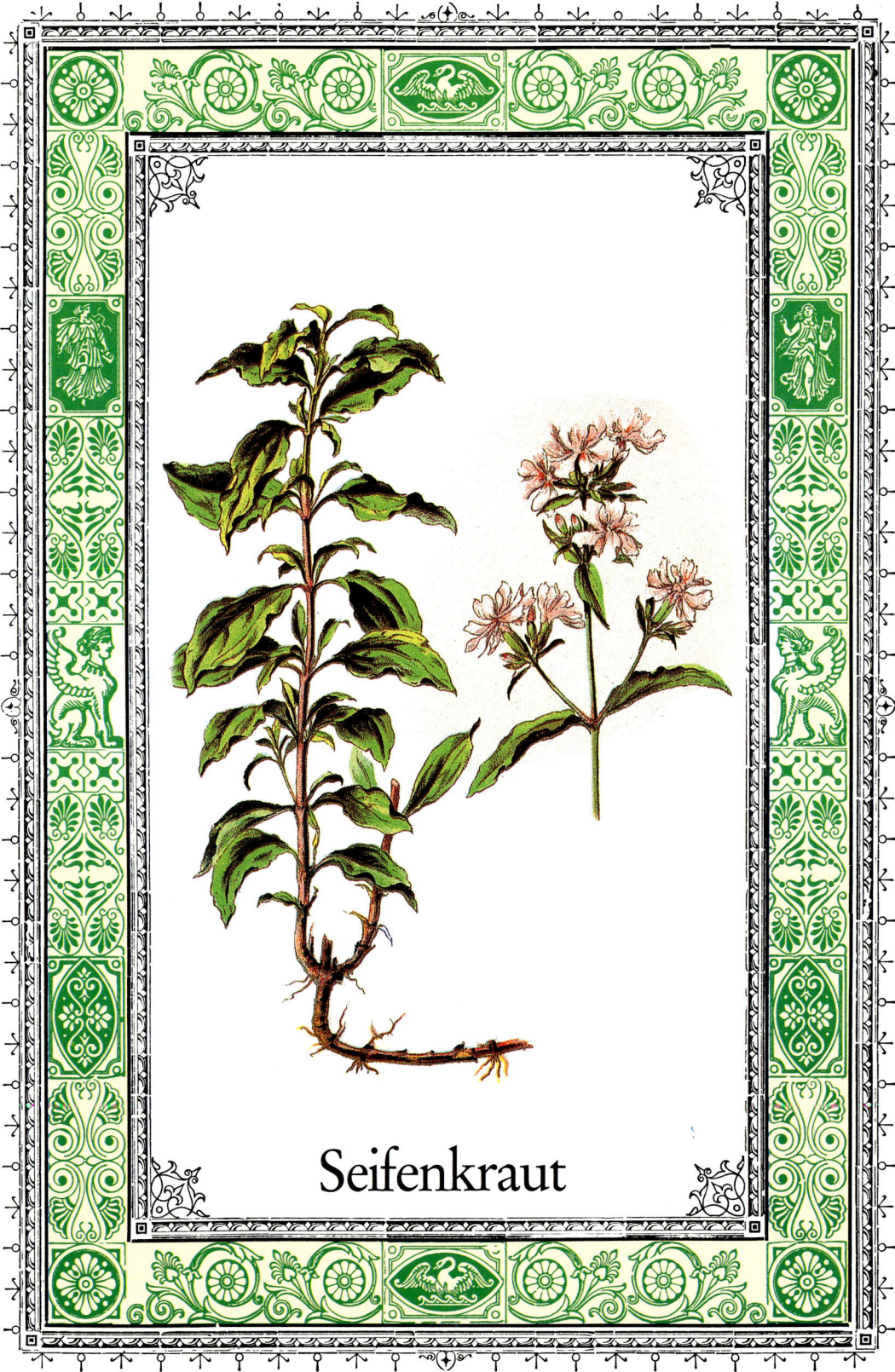

Seifenkraut

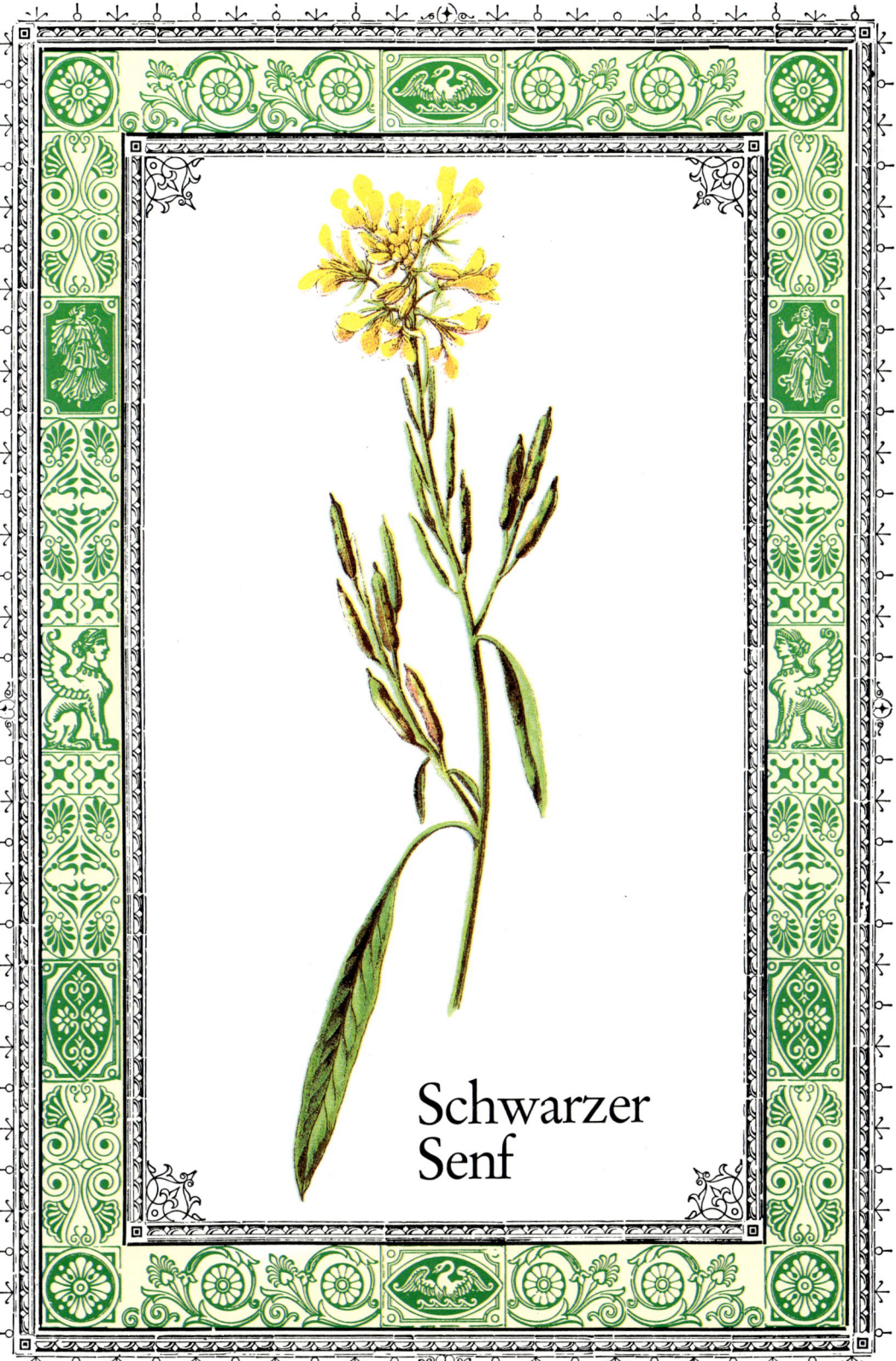

Schwarzer
Senf

bend. Für einen Bronchial-Tee nehmen Sie einen gehäuften Teelöffel getrockneter, feingeschnittener Wurzel, die mit einem Viertelliter Wasser kalt angesetzt wird. Diesen Ansatz lassen Sie einige Stunden stehen. Dann wird er zum Sieden erhitzt und abgepreßt. Davon sollten Sie täglich zwei Tassen trinken.

Die Pflanze ist auch pilzfeindlich; so kann man Auskochungen der Wurzeln für Umschläge bei Hautkrankheiten verwenden. Das taten arabische Ärzte schon vor vielen hundert Jahren. Sie setzten das Seifenkraut sogar gegen Lepra ein.

dage kommt auf die Haut. Sobald ein stärkeres Brenngefühl auftritt, entfernt man den Senfteig und spült mit lauwarmem Wasser ab – sonst können sich Blasen auf der Haut bilden. Mit den Schleimhäuten, vor allem mit den Augen, darf der Senf nicht in Berührung kommen!

Bei Blutandrang zum Kopf und bei kalten Füßen helfen Fußbäder mit Senf. Dazu gibt man 100 Gramm Senfmehl in zwei Liter warmes Wasser. Nach fünf bis zehn Minuten seiht man ab und gießt diesen Auszug ins Fußbad. Für ein Vollbad nimmt man die doppelte Menge.

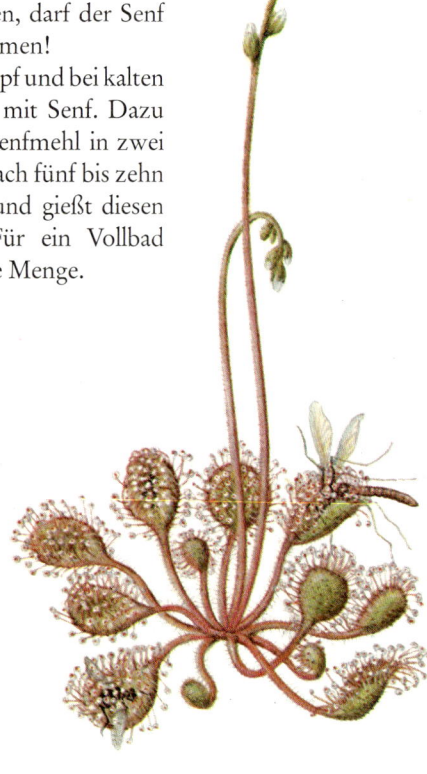

Schwarzer Senf

Brassica nigra

Er wirkt appetitanregend, steigert die Speichel- sowie die Magensaftproduktion und fördert die Verdauung. Als Heilpflanze wird fast nur der Schwarze Senf benutzt (es gibt auch weißen; in der Gastronomie benutzt man beide). Er wird nur äußerlich angewandt, in Form von Senfmehl (das sind gemahlene Senf-Samen) oder von Senfspiritus (der aus Senfmehl mit Alkohol besteht). Senfmehl ist ein rasch wirkendes Hausmittel. Es wirkt krampflösend und schmerzstillend. Bei akuten Entzündungen ist es sehr hilfreich. Man verwendet es bei Rippenfell- und Lungenentzündungen, bei Herzbeutel- und Gelenkentzündungen sowie bei Erkrankungen der Bronchien. Auch bei Hexenschuß, Nerven- oder Kopfschmerzen, Ischias oder Rheuma hat es sich bewährt. Meist benutzt man es in der Form von Senfteig. Dafür werden etwa fünf Eßlöffel frisches Senfmehl mit lauwarmem Wasser angerührt, bis eine Paste entsteht. Die streicht man auf Verbandsgaze, welche mit einem Leinenlappen abgedeckt wird. Diese Ban-

Sonnentau

Drosera rotundifolia

Sonnentau wächst im Torfmoor. Durch diesen Standort, welcher der Pflanze zu wenig Stickstoff liefert, hat sie sich zu einem Fleischfresser entwickelt. An ihren Blättern trägt sie einen Kranz von Drüsenhaaren, die einen klebrigen Saft absondern. Setzt sich ein Insekt auf die Pflanze, so bleibt es kleben. Die entfernteren Haare neigen sich dem Tier zu, umschließen es und verdauen es enzymatisch. Ohne diese tierische Eiweißzufuhr könnte die Pflanze gar nicht überleben.

Seinen Namen bekam der Sonnentau (oben) von seinen klebrigen Safttröpfchen, die im Sonnenlicht wie Tautropfen glitzern. Der botanische Name „Drosera" kommt vom griechischen „droseros", was „taubedeckt" heißt.

Der wichtigste Inhaltsstoff des Sonnentaus ist neben Flavonoiden und ätherischen Ölen das Droseron. Es hilft sehr gut bei Keuchhusten. Interessanterweise wirkt die krampflösende Droge in kleinen Mengen besser als in großen. Man nimmt einen Teelöffel getrockneten Sonnentau und übergießt ihn mit einem Viertelliter kochendem Wasser. Nach zehn Minuten wird der Tee abgeseiht. Mehr als zwei Tassen, eventuell mit Honig gesüßt, sollten am Tag nicht getrunken werden. Noch besser hilft eine Kombination aus Sonnentau und Thymian.

Es ist allerdings besser, die Pflanze nicht selbst zu sammeln, da sie vom Aussterben bedroht und geschützt ist. Man kann Sonnentau-Präparate in der Apotheke kaufen.

In Schweden und anderen nordischen Ländern wird heute noch mit Hilfe des Sonnentau eine Art Sauermilch, die Zähmilch, hergestellt. Dazu wird die ganze Pflanze (ohne Wurzel) mit frischer Milch übergossen. Nach einiger Zeit gerinnt die Milch, wird dick und säuerlich. Allerdings ist die Pflanze dabei nur indirekt beteiligt. Mikroben, die sich auf dem Sonnentau angesiedelt haben, besorgen die Umwandlung. Versuche in Österreich und Bayern, solche Zähmilch herzustellen, schlugen fehl. Die Mikroben treten wohl nur in Nordeuropa auf.

Spitzwegerich

Plantago lanceolata

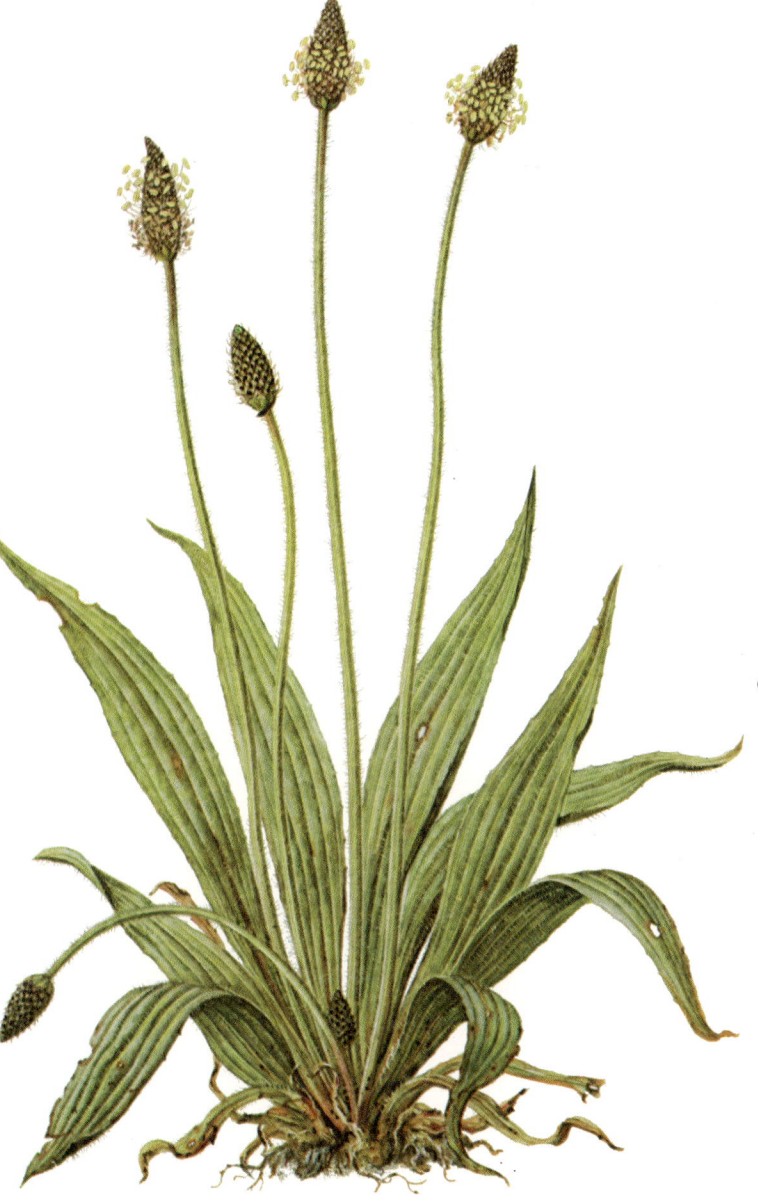

Auf der ganzen Welt findet man ihn. Er wächst auf trockenen Wiesen und an Wegrändern – davon hat er seinen Namen. In Nordamerika, wo er von den Weißen eigeführt wurde, bekam er von den Indianern den Naman „White man's foot", weil er überall auf den Spuren der weißen Siedler wuchs.

Die Volksheilkunde empfiehlt Wegerichsaft schon längst bei frischen Wunden und Insektenstichen. Wissenschaftler fanden heraus, daß das seine Berechtigung hat. Wegerich enthält ein Antibiotikum, das zwar nicht gerade mit dem Penicillin konkurrieren kann, aber Wunden heilt und bei Bronchitis sowie bei Katarrhen der oberen Luftwege sehr hilfreich ist. Außer

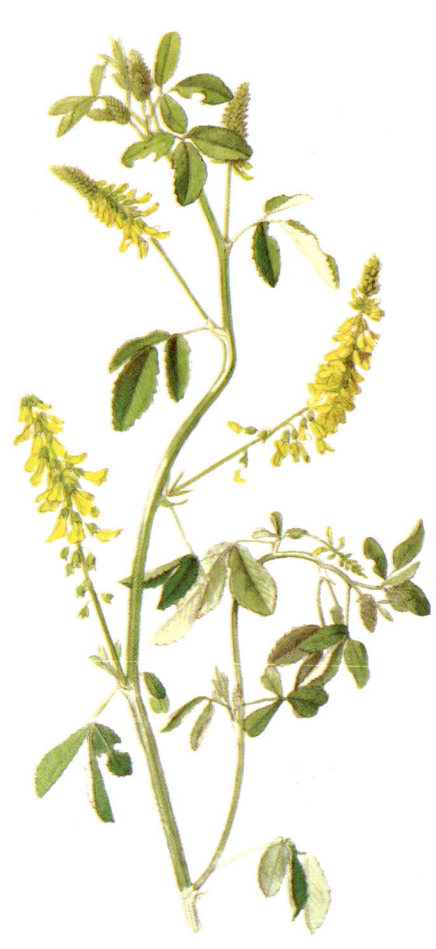

ter. Die überbrüht man mit einem Viertelliter kochendem Wasser. Man läßt den Tee 15 Minuten ziehen, seiht ab – und sollte mehrmals täglich eine Tasse, trinken.

Steinklee

Melilotus officinalis

Der Steinklee ist eine typische Ruderalpflanze. „Rudus" ist lateinisch und bedeutet Schutt, Geröll. Der Klee wächst meistens an Wegrändern, auf Schutthalden und Mauerruinen.

Auffallend an der etwa einen Meter hohen Pflanze ist der traubenförmige Blütenstand mit den vielen kleinen Schmetterlingsblüten. Im Sommer wird die Pflanze gesammelt. Die Spitzen der Sprossen werden etwa einen Viertelmeter abgeschnitten, zu kleinen Sträußchen gebündelt und getrocknet. Dabei muß man darauf achten, daß keine Feuchtigkeit zurückbleibt. Denn der Wirkstoff Kumarin, der bei der Behandlung von Krampfadern, Hämorrhoiden und anderen Venen-Erkrankungen von Bedeutung ist, da er die Durchlässigkeit der Blutgefäße herabsetzt, bildet bei Fäulnis ein stark gerinnungshemmendes Dikumarol, das sehr schädlich ist – man verwendet es unter anderem als Rattengift. Dikumarol wurde auch schon bei der Untersuchung verendeter Kühe gefunden; sie hatten zwischen Steinklee geweidet.

Um einen Tee aus Steinklee zuzubereiten, nimmt man einen bis zwei Teelöffel des getrockneten Krautes. Das wird mit einem Viertelliter kochendem Wasser übergossen. Dann läßt man den Tee zugedeckt etwa zehn Minuten ziehen und seiht ab. Von ihm sollte man über einen Zeitraum von sechs bis acht Wochen drei- bis viermal täglich eine Tasse trinken.

Schleimstoffen fand man im Spitzwegerich auch Gerbstoffe und große Mengen an Kieselsäure. Diese Mischung wirkt hustenstillend. Shakespeare kannte sich mit Heilpflanzen aus; in „Romeo und Julia" wird im ersten Akt der Wegerich gelobt. Romeo: „Ein Blatt vom Weg'rich dient dazu vortrefflich. . ." Benvolio: „Ei, sag', wozu?" Romeo: „Für dein zerbrochenes Bein."

Man sammelt während der Blüte von Juni bis August die lanzettartigen Blätter des Spitzwegerich. Die muß man sorgfältig und rasch trocknen, sonst verfärben sie sich dunkel. Dabei wird der glycosische Stoff Aucubin zerstört – und damit geht die antibiotische Wirkung verloren.

Zur Bereitung des Tees nimmt man einen bis zwei Teelöffel der getrockneten Blät-

Unsere Vorfahren kannten sich mit Pflanzen gut aus. In einem Kräuterbuch von 1610 steht über den Steinklee (links oben), „er wärmet und wird wider den Schmertzen der Blasen eingenommen". Über das Stiefmütterchen (oben) ist zu lesen, es heile „die Ritzen und Schrunden". Und auch über die Heilkraft der Taubnessel (rechts) wußte man Bescheid.

Stiefmütterchen

Viola tricolor

Die botanische Bezeichnung „tricolor" kommt von den dreifarbigen Blütenblättern. Man findet die Stiefmütterchen wildwachsend als Ackerunkraut fast überall auf der Erde. Gesammelt wird das blühende Blümchen von Mai bis September. Obwohl die Pflanze in der Volksheilkunde unserer Vorfahren und bei den Ärzten der Antike gut bekannt war, haben die Wissenschaftler nicht viel über sie geschrieben. Stattdessen nahmen sich die Dichter ihrer an. Theodor Storm gab sogar 1874 einer autobiographischen Novelle über seine Ehe den Namen des Stiefmütterchens: Viola tricolor.

Im Mittelalter war das Stiefmütterchen als eine harn- und schweißtreibende, blutreinigende Heilpflanze bekannt. Die moderne Wissenschaft bestätigt das: die Pflanzen enthalten Saponine, Flavonoide und Salicylsäureverbindungen.

Heute wird das Stiefmütterchen vor allem bei Hautkrankheiten angewendet, besonders bei Milchschorf und Ekzemen der Kleinkinder. Man bereitet ihnen die Nahrung einfach mit Stiefmütterchentee zu. Sehr gut sind auch Stiefmütterchenbäder. Für den Tee nimmt man zwei Teelöffel des Krautes (mitsamt den Blüten) und übergießt es mit einem Viertelliter heißem Wasser, läßt den Tee zehn Minuten ziehen und seiht dann ab. Davon soll man täglich drei Tassen trinken. Zur äußerlichen Anwendung tränkt man mit dem Tee eine Mullbinde, die auf die Hautstelle gelegt wird. Oder man schüttet tüchtig Tee in die Badewanne.

Weiße Taubnessel

Lamium album

Sie ähneln sich sehr, die Taubnessel und die Brennnessel; verwandt sind sie aber nicht. Nur den Namen hat die taube von der brennenden Nessel. Einst nannte man sie auch tumbe, also dumme Nessel, weil sie sich nicht wehrt wie ihre Namensschwester.

Der österreichische Dichter Karl Heinrich Waggerl hatte Mitleid mit ihr: „Am Straßenrand bedeckt mit Staub, blüht eine Nessel, die ist taub. Sie blüht bei Sonnenschein und Frost, mühselig, aber doch getrost. Dereinst, am Tage des Gerichts (sie hört von den Posaunen nichts) wird Gott ihr einen Boten schicken. Der wird die taube Nessel pflücken und in den siebten Himmel bringen. Dort hört auch sie die Engel singen."

Hildegard von Bingen gab der Taubnessel den Namen „binensug", also Bienensaug. Allerdings ernähren sich eher Hummeln und Schmetterlinge von ihr. Auch Kinder saugen gern den süßen Nektar aus den abgezupften Blüten. Diese Blüten enthalten die wirkungsvollen Inhaltstoffe – Gerbstoffe und Flavonglycoside. Sie werden hauptsächlich bei Frauenleiden angewandt – bei Weißfluß und unregelmäßigen oder zu schwachen Regelblutungen. Dazu bereitet man einen Tee aus einem bis zwei Teelöffeln der getrockneten Taubnesselblüten, die mit einem Viertelliter Wasser zum Sieden gebracht werden. Dann läßt man den Tee fünf Minuten ziehen und seiht ab. Davon soll man über längere Zeit ein bis drei Tassen pro Tag trinken (man kann ihn ebenso zu Waschungen verwenden).

Auch ohne Beschwerden ist es ein guter Haustee. Der englische Kräuterkundler Gerard empfahl ihn im 16. Jahrhundert, um „das Herz fröhlich zu machen, dem Gesicht frische Farbe zu geben und den Lebensgeist zu erfrischen."

Die Pflanze zu finden, ist kein Problem. Sie wächst fast überall, am häufigsten auf Schuttplätzen, an Wegen und Gartenzäunen. Die Blüten werden ohne den Blütenkelch von April bis Oktober gesammelt. Man muß sie schnell trocknen und dann in gut schließenden Gefäßen aufbewahren, weil sie sonst braun werden und schimmeln.

Tausendgülden- kraut

Centaurium umbellatum

Sein lateinischer Name „Centaurium" soll von dem heilkundigen griechischen Centauren Chiron kommen, der mit dem Kraut schlecht heilende Wunden versorgte. Das sagen die einen; andere tippen auf eine Zusammenziehung der lateinischen Wörter „centum" (hundert) und „aurum" (Gold). Das ist nicht unlogisch; dann hieß die Pflanze wohl „Hundertguldenkraut", denn sie sollte nicht nur Gesundheit, sondern auch Geld in die Tasche bringen. Im Mittelalter erhob man sie zum Tausengüldenkraut. Manchen genügte das nicht: Die Elsässer nannten die Pflanze Dreitausigguldekraut, in Speyer sprach man vom Hunnerttausiggildigkraut und in Norddeutschland sogar vom Milijöntusendkrut. Mehr bot keiner.

In Europa findet man das Tausendgüldenkraut wildwachsend auf Wiesen und sonnigen Waldkahlschlägen. Während der Blüte von Juli bis September wird die ganze Pflanze (ohne Wurzel) gesammelt.

Das Tausendgüldenkraut schmeckt sehr bitter. Verantwortlich dafür ist der Bitterstoff Erythrocentaurin, der schon über die Mundschleimhaut die Produktion der Magensäfte anregt. Speisen werden so besser verdaut. Allerdings erreicht der anregende Effekt auf Magen und Allgemeinorganismus erst nach längerer Anwendungsdauer die volle Wirkung.

Auch bei appetitlosen Kindern hilft ein Tee von Tausengüldenkraut. Dafür werden ein bis zwei Teelöffel des Krautes mit einem Viertelliter kochendem Wasser übergossen. Man läßt den Tee eine Viertelstunde ziehen und seiht ab. Vor dem Essen sollte man eine Tasse trinken.

Und nach einer feucht-fröhlichen Nacht hilft dieser Tee, den Kopf zu klären.

Hieronymus Bock, der berühmte Botaniker des 16. Jahrhunderts, schrieb über das Tausendgüldenkraut: „Diß krätlin is gemein bitter darum es erdgallen genennet; führet allen unraht aus dem Leib, tödet und treibet aus die gewürm, die todte frucht un frawenblödigkeit, stillet die darmgicht, colicam und alle andere bauchwehe und leibesweh."

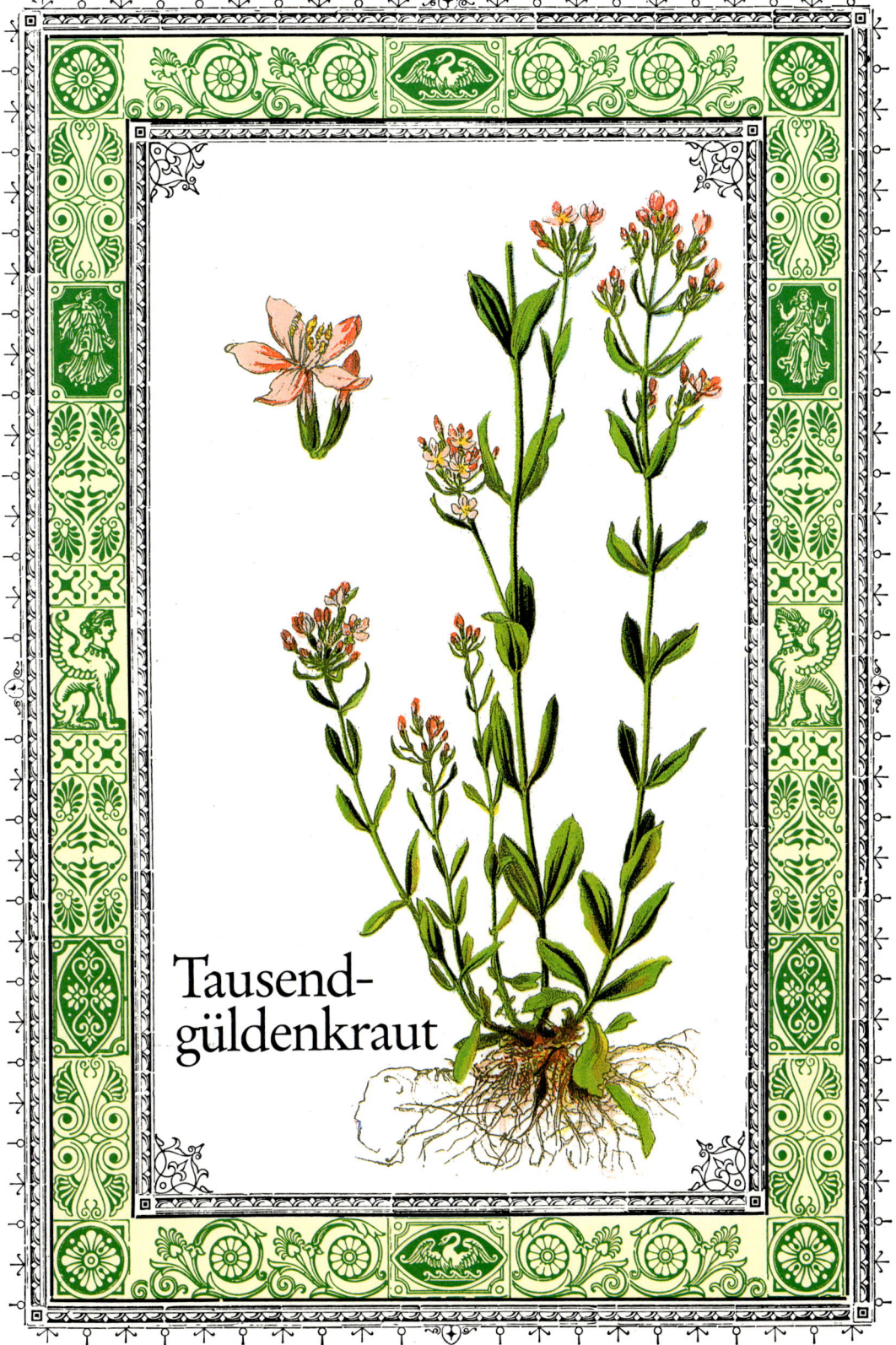

Tausend-
güldenkraut

Thymian

Thymus vulgaris

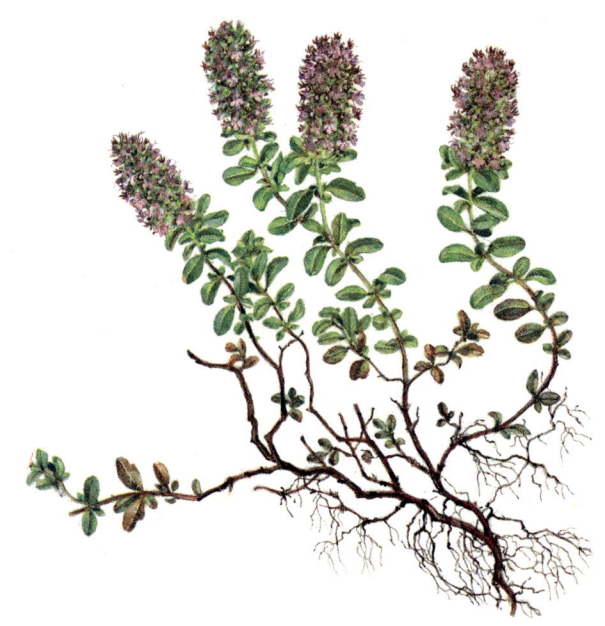

Der Thymian war schon im Altertum beliebt. Wegen des aromatischen Geruchs und der keimtötenden Wirkung benutzten ihn die Ägypter beim Einbalsamieren ihrer Toten. Aus dem ägyptischen Namen „tham" wurde das griechische „thymon" und daraus das lateinische „thymus". Benediktinermönche brachten den in Mittelmeerländern heimischen Thymian über die Alpen nach Deutschland. Hier empfahl Karl der Große den Anbau in den Klostergärten. (Allerdings ist der wildwachsende dem Gartenthymian medizinisch weit überlegen.)

Das an trockenen, sonnigen Orten wachsende Kraut wird im Juni und Juli kurz vor der Blüte geerntet, indem man die Blätter abstreift. Sie enthalten das Thymianöl, das aus Thymol und Carracol besteht. Beide haben eine stark schleimlösende, auswurffördernde Wirkung, die sich gegen bakterielle Infektionen in den Atemwegen richtet.

Tee bereitet man aus zwei gehäuften Teelöffeln Thymian, die mit einem Viertelliter kochendem Wasser übergossen werden. Nach zehn Minuten seiht man ab. Davon soll man täglich drei Tassen mäßig warm trinken.

Vogelknöterich

Polygonum aviculare

Die rotbraunen Knoten, mit denen die Pflanze besetzt ist, und die Vorliebe der Vögel für die Samen der Pflanze gaben dem Vogelknöterich den Namen. Schon viertausend Jahre vor unserer Zeitrechnung war er wegen seiner harnreinigenden Wirkung in China beliebt. Pfarrer Kneipp behandelte mit dem Vogelknöterich Lungenleiden, Nierenbeschwerden, sogar Gicht und Rheuma. Dazu hilft die Kieselsäure, die bis zu einem Prozent des Gesamtgewichtes der Pflanze ausmacht. Viel davon ist wasserlöslich, wird also vom Körper leicht aufgenommen. Kieselsäure ist für den Aufbau von Knochen, Haut, Haaren, Zähnen und Nägeln wichtig. Sie wirkt abwehrsteigernd und blutverbessernd, hilft vor allem bei chronischen Nierenbeckenentzündungen (da hatte Pfarrer Kneipp ganz recht) sowie bei inneren und äußeren Blutungen.

Man findet den Vogelknöterich auf allen Kontinenten. Das blühende Kraut wird im August und September gesammelt. Für einen Tee setzen Sie zwei Teelöffel des Krautes mit einem Viertelliter kaltem Wasser an. Den Ansatz erhitzen Sie zum Sieden. Sobald der Tee kocht, seihen Sie ab. Wenn Sie ihn für eine Kur verwenden wollen, müssen Sie täglich zwei bis drei Tassen trinken. Und das mehrere Wochen lang.

Thymian (oben) und Wacholder (rechts oben) sind nicht nur in der Küche nützlich. Sie wie auch der Vogelknöterich (rechts) helfen bei etlichen Krankheiten.

98

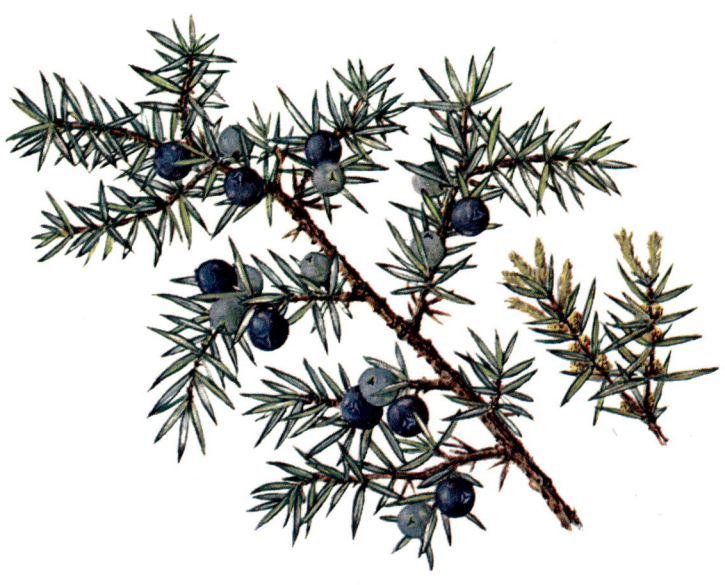

Wacholder

Juniperus communis

Der Wacholder ist ein immergrüner, bis zehn Meter hoher Strauch. Er wächst in ganz Europa auf Ödland, Heiden, Mooren und als Unterholz in lichten Nadelwäldern. Seine Beeren – eigentlich sind es Zapfen – sind im ersten Jahr grün, reifen im zweiten Jahr und werden dabei blauschwarz. Man sammelt die reifen, aromatisch riechenden Früchte nach dem ersten Frost im Oktober und November. Durch das enthaltene Pektin schmecken sie säuerlich, doch durch ihren Invertzucker süß.

Die Beeren wirken harntreibend und desinfizierend. Sie sind Bestandteil vieler Blasen- und Nierentees. Ihre blutreinigende Wirkung kommt durch eine Anregung des gesamten Stoffwechsels und das Ausscheiden von Stoffwechselschlacken zustande. Steinhäger und Genever sind Schnäpse, die Wacholder-Destillat enthalten. Sie regen den Appetit an und fördern die Verdauung. Auch als Gewürz zu Sauerkraut und anderen schwer verdaulichen Speisen wird die Wacholderbeere viel benutzt.

Einen Wacholdertee bereitet man sich aus einem Eßlöffel zerquetschter Beeren, die mit einer Tasse kochendem Wasser überbrüht werden. Nach zehn Minuten seiht man ab. Von diesem Tee soll man mehrmals täglich eine Tasse trinken. Allerdings

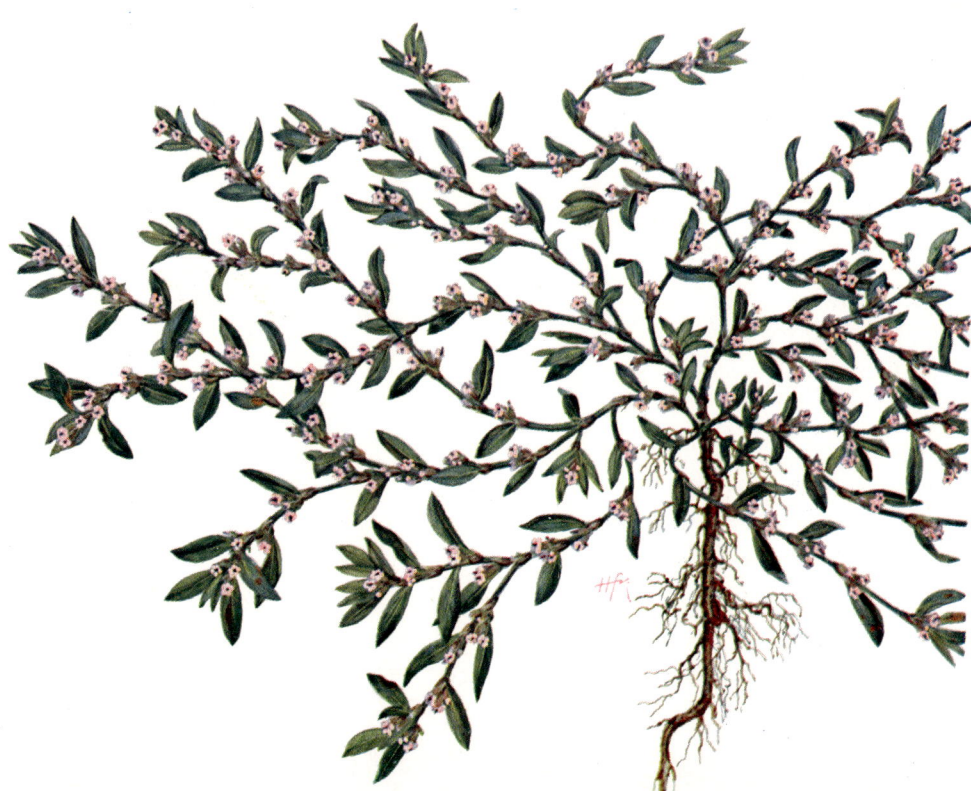

99

kann der durch Terpine hervorgerufene harntreibende Effekt auf die Dauer zu Störungen der Nierenfunktion führen. Und empfindliche Menschen reagieren auf Wacholder zuweilen mit Magenstörungen.

Wallwurz

Symphytum officinale

Wallwurz oder Beinwell galt schon bei griechischen und römischen Ärzten als heilendes Kraut. Der botanische Name „Symphytum" kommt vom griechischen „symphyomai", was „zusammenwachsen" bedeutet. Der deutsche Name „Beinwell" weist auf die Anwendung bei Verstauchungen, Quetschungen und Schwellungen an den Beinen hin. In die Heilkunde wurde das Kraut von Hildegard von Bingen eingeführt. Die Äbtissin, die im 12. Jahrhundert lebte und als die größte Ärztin ihrer Zeit verehrt wurde, verordnete den Beinwell bei Knochenbrüchen und empfahl ihn zur Heilung von Wunden und Geschwüren.

Sie finden die Wallwurz wildwachsend in ganz Europa auf feuchten Äckern und Wiesen. Die schleimigen Heilstoffe stecken in der Wurzel. Die ist außen schwarz und innen weiß. Im März und April, im September und Oktober wird sie gesammelt. (Das Kraut wird selten benutzt.) Außer Schleimstoffen enthält die Wurzel Gerbstoffe und Allantonin, das bei Wundbehandlungen hilfreich ist. Es fördert die Durchblutung und erhöht in der Wunde die Zahl der weißen Blutkörperchen, die gegen Schmutz und Bakterien vorgehen. Außerdem regt es das Gewebe zur Neubildung an. Mit ihren blutstillenden und desinfizierenden Gerbstoffen wirkt die Wallwurz gut bei schlecht heilenden Wunden und Geschwüren.

Man nimmt 100 Gramm der Wurzel, hackt sie klein und kocht sie in einem Viertelliter Wasser. Mit dieser Flüssigkeit werden Gazeverbände getränkt und auf die Wunde gelegt. Einen hustenlindernden und schweißtreibenden Tee bereitet man, indem man zwei Teelöffel kleingehackter Wurzel oder getrockneter Blätter mit einem Viertelliter kochendem Wasser übergießt. Diesen Tee läßt man 15 Minuten ziehen und trinkt täglich zwei bis drei Tassen davon.

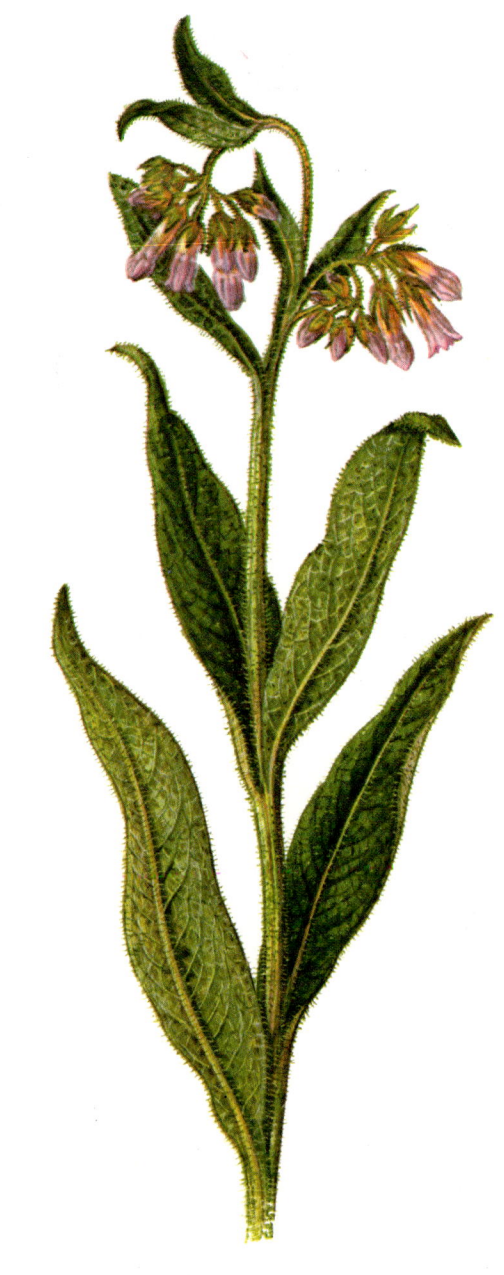

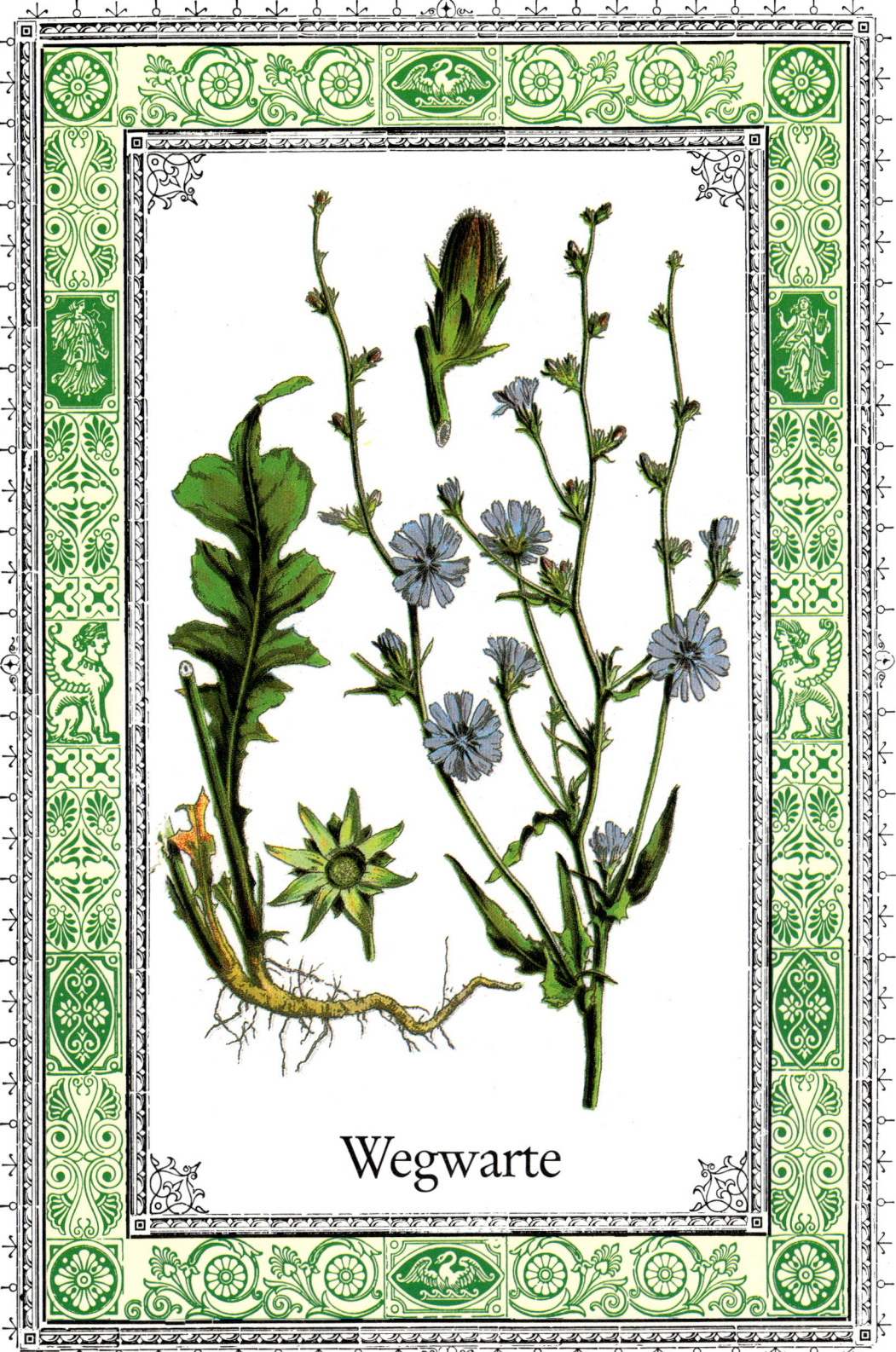

Wegwarte

Wegwarte

Cichorium intybus

Es gibt viele Geschichten über die Wegwarte – zum Beispiel, sie sei eine verzauberte Jungfrau, die am Wege auf ihren Geliebten wartet, der in den Heiligen Krieg zog. Der Name kommt aber wohl nur daher, daß die Pflanze an Wegrändern wächst – und auf Schuttplätzen. Die blauen Blüten öffnen sich am Morgen in Richtung Osten, der Sonne entgegen, und folgen deren Lauf, bis sie sich zu Mittag oder am Abend wieder schließen.

Blüten, Blätter und Wurzeln werden als Heilmittel benutzt. Durch die Bitter- und Gerbstoffe wirken sie anregend und kräftigend. Bei Appetitlosigkeit, gestörtem Gallenfluß und bei Leberstörungen ist Wegwarten-Tee sehr zu empfehlen. Blüten und Blätter pflückt man im Juli und August, die Wurzel wird im Spätherbst ausgegraben. Sie hat schon oft als Kaffee-Ersatz, zumindest als Zusatz herhalten müssen und heißt dann – nach ihrem lateinischen Namen – „Zichorie". Schon 1806, als Napoleon die Kontinentalsperre verhängte und Kaffee knapp war, wurde die Wegwartenwurzel geröstet und gemahlen als eine Art Kaffeepulver benutzt – und sie war bestimmt gesünder als richtiger Kaffee.

Für einen Wegwarten-Tee nehmen Sie einen Teelöffel Kraut oder geschabte Wurzel (oder eine Mischung aus beiden) und bringen das mit einem Viertelliter kaltem Wasser zum Kochen. Nachdem der Tee zwei oder drei Minuten gekocht hat, seihen Sie ab. Diesen Tee muß man ungesüßt trinken; Sie können aber zur Geschmacksverbesserung Pfefferminzblätter dazutun.

Früher wurde die Wegwarte noch bei anderen Krankheiten benutzt: „In Summa, man gebrauche die Wegwarte, wie immer

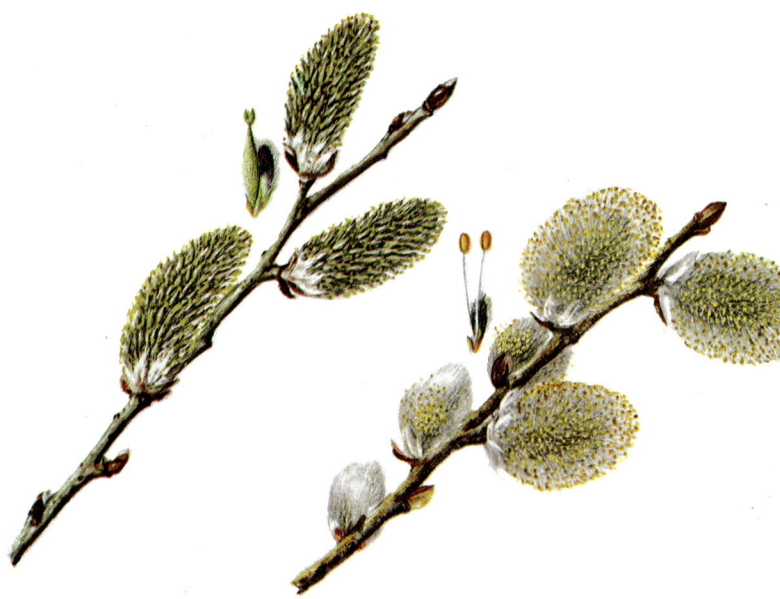

man will, so sind sie dienlich in allen innerlichen, hitzigen Krankheiten des Herzens, Magens, der Leber, des Miltzes und der Nieren, sonderlich aber in Pestilentzischen Fiebern, in der Gelbsucht, Bauch-Flüssen, Verstopfungen der Weiblichen Monats-Bluhmen, und der Frantzosen-Krankheit, desgleichen so einem die Lust zu dem Essen vergangen ist."

Auch glaubte man, daß die Wegwarte unverwundbar mache. In Schröders „Trefflich versehener Medizin-chemischer Apotheke" von 1685 steht: „Die Zigeuner und Marktschreyer halten die Wegwarten vor das größte Geheimnis sich damit wieder all Stich zu verwahren."

Weide

Salix fragilis

Es gibt verschiedene Weidenarten, die alle feuchte Standorte bevorzugen. Die Blüten, die sogenannten Weidenkätzchen, gelten als Vorboten des Frühlings; sie erscheinen vor den Blättern. Aber weder Blätter noch Blüten haben Heilkraft; es ist die Rinde. Die schält man im Februar und März von

Sie sind schön, die Weidenkätzchen (oben). Aber bitte, lassen Sie sie hängen! Sie sind im Frühjahr die erste Bienennahrung – und stehen deshalb unter Naturschutz.

102

mitteldicken Zweigen – am besten am Abend, denn dann ist der Gehalt an Salicinen am größten. Die wirken fiebersenkend und bei rheumatischen Entzündungen schmerzlindernd sowie entzündungshemmend.

Die Weidenrinde bietet also etwa das, was man in der Apotheke als Aspirin kauft – und das nichts anderes als eine Salicylsäure-Verbindung ist. Die in der Weide enthaltenen Salicine (oder Salicylglykoside) stellen eine Vorstufe der Salicylsäure dar. Sie werden im Darm durch Bakterien gespalten und als Saliceum vom Körper aufgenommen, der dies mit Hilfe von Sauerstoff in Salicylsäure umwandelt.

Den Tee, der die Salicine enthält, bereitet man aus einem Teelöffel sehr fein geschnittener Weidenrinde, die mit einem Viertelliter kaltem Wasser angesetzt und langsam erhitzt wird. Sobald das Wasser siedet, nimmt man es vom Herd. Nach fünf Minuten seiht man ab. Zwei Tassen pro Tag sind die richtige Dosierung.

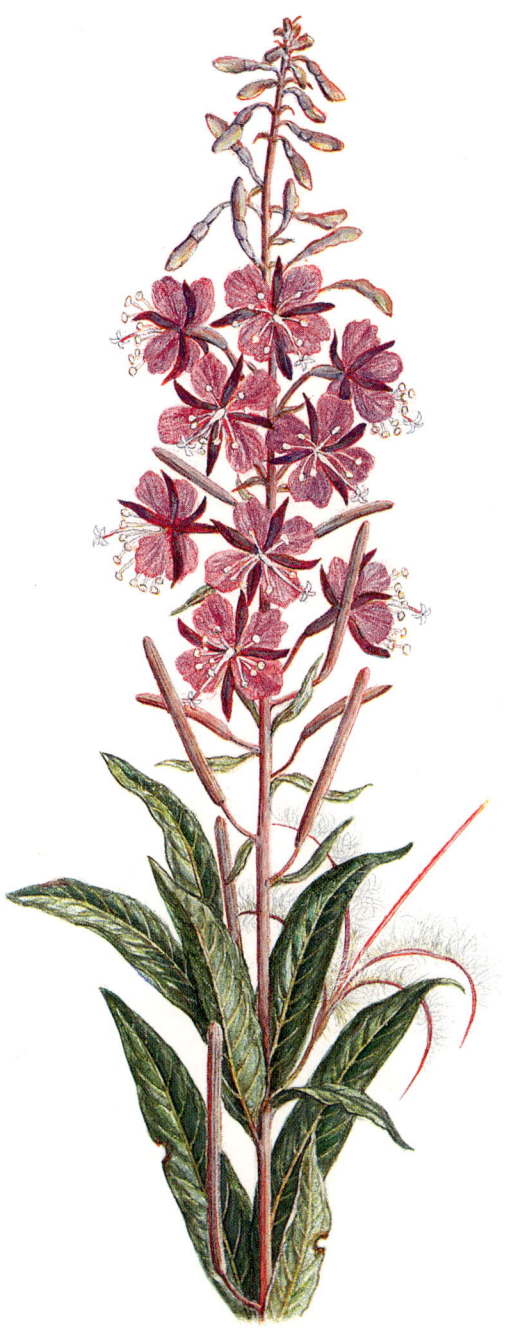

Weidenröschen

Epilobium parviflorum (kleinblütiges) und angustifolium (schmalblättriges)

In der Volksheilkunde wurde das Weidenröschen immer schon bei Prostata-Leiden angewendet. Wissenschaftliche Untersuchungen haben diese Heilwirkung bewiesen. Entzündung von Prostata und Blase werden positiv beeinflußt.

Man findet das Weidenröschen in ganz Europa; es wächst an Waldrändern und Bahndämmen. Den Namen bekam es von den weidenähnlichen Blättern sowie der einer Rose ähnlichen Farbe und Form der Blüten.

Für Weidenröschentee nehmen Sie zwei Teelöffel der getrockneten Blätter und überbrühen sie mit einem Viertelliter kochendem Wasser. Sie lassen den Tee fünf Minuten ziehen und seihen dann ab. Davon sollten Sie täglich sechs bis acht Tassen trinken – und das mehrere Wochen lang.

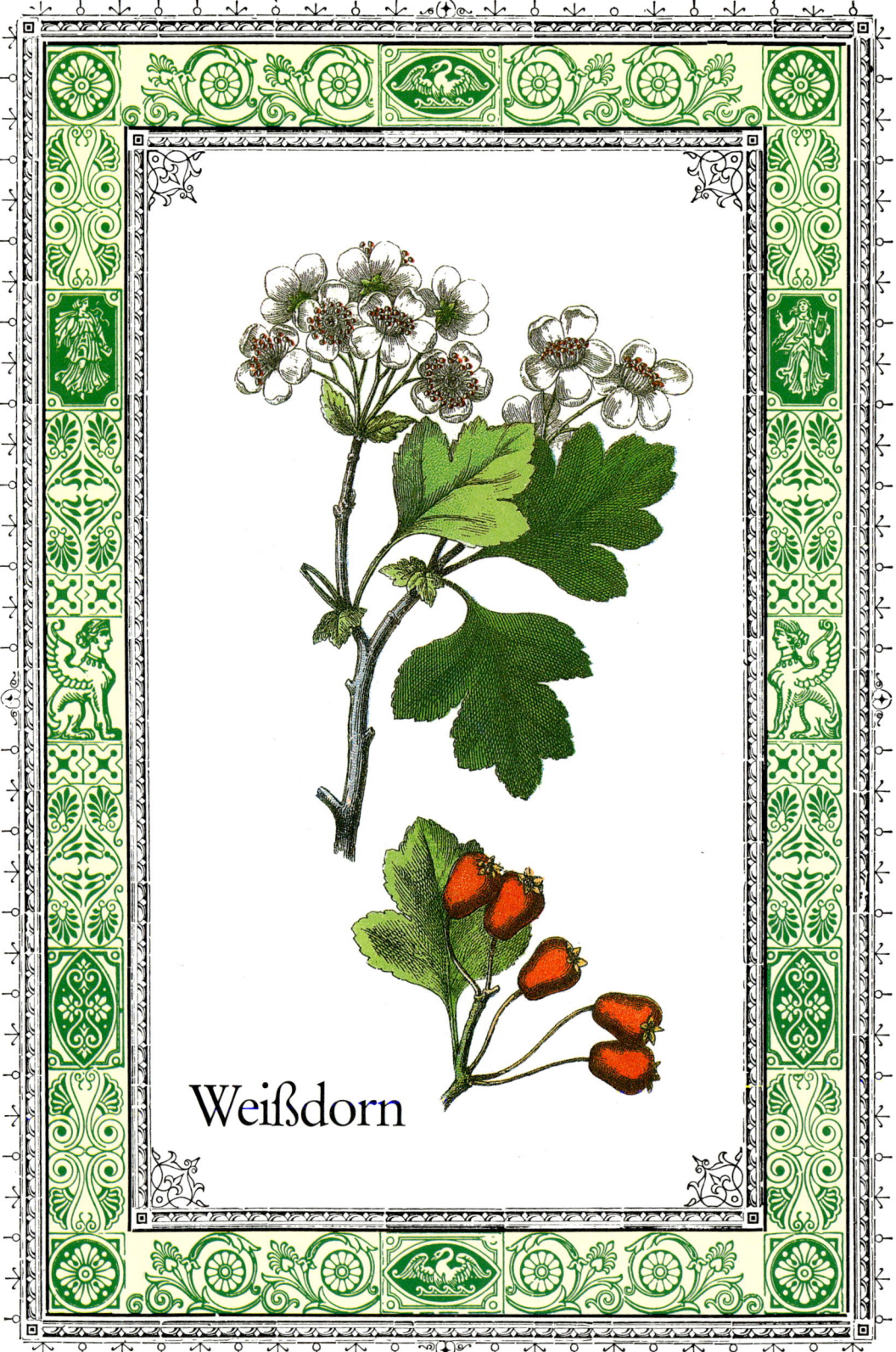

Weißdorn

Weißdorn

Crataegus oxycantha und monogyna

Der botanische Beiname „oxycantha" kommt vom griechischen „oxys" (spitz) und „akantha" (Stachel oder Dorn). Diesen Dornstrauch gibt's gleich zweimal – nämlich auch als „monogyna". Dieser Beiname bedeutet, daß die Pflanze nur einen Blütengriffel hat; die „oxycantha" hat zwei. Der Unterschied ist aber nur für Botaniker interessant; beide wirken medizinisch in gleicher Weise.

Die Weißdornarten sind als Strauch oder Baum bei uns verbreitet. Man findet sie häufig an Feld- und Waldrändern. Die Blüten werden von Mai bis Juni gesammelt, die Blätter von April bis Juni und die Früchte von September bis November. Alle drei kann man nutzen, um Saft auszupressen.

Für Tee werden ein Eßlöffel Beeren und Blüten mit einem Viertelliter heißem Wasser überbrüht. Man läßt den Tee 20 Minuten ziehen und seiht ab. Davon trinkt man über einen längeren Zeitraum zwei bis drei Tassen täglich.

Weißdorn – gegenwärtig eins der meistgebrauchten Herzmittel – ist sanft und unschädlich. (Allerdings muß man ihn auch längere Zeit geduldig anwenden; schnelle Ergebnisse gibt es nicht.) Die Inhaltsstoffe – Flavone und Flavane – wirken auf dreifache Art. Erstens wird die Durchblutung der Herzkranzgefäße verbessert, besonders der Herzmuskel selbst wird stärker durchblutet. Das Herz wird durch intensivere Versorgung mit Sauerstoff gestärkt. Das ist bei nachlassender Leistungsfähigkeit des Herzens im Alter wichtig. Dann haben die Stoffe unmittelbare Wirkung auf die Herzmuskelzellen. Durch die bessere Ernährung des Herzmuskels nimmt dessen Kraftreserve zu. Die körperliche Leistungsfähigkeit wird verbessert.

Aus 25 Gramm getrockneten und zerstoßenen Weißdorn-Blüten und einem Viertelliter klarem Schnaps können Sie eine Tinktur herstellen, die – tropfenweise genommen – ein gutes Herzmittel für ältere Leute ist. Wenn Sie Wasser statt Alkohol nehmen und Honig dazutun, haben Sie einen ebenso heilsamen Sirup.

Schließlich hilft Weißdorn auch bei Herzrhythmusstörungen, vor allem bei Extrasystolen – also Herzschlägen, die außerhalb der normalen Herzfrequenz auftreten.

Wiesengeißbart

Spiraea ulmaria

Der Wiesengeißbart, der heute oft auch Spierstaude genannt wird, blüht von Juni bis August an Bachufern, Gräben und auf feuchten Wiesen. Dann sammelt man die oberen Teile der Pflanze. Sie enthalten Salicylsäure-Verbindungen, die zur Behandlung von gichtig-rheumatischen Erkrankungen geeignet sind: Der hohe Salicylsäuregehalt wirkt fiebersenkend und schmerzstillend. Die stark schweißtreibende Wirkung sorgt für eine rasche Ausscheidung der Giftstoffe.

Bei der Suche nach den Wirkstoffen der Spierstaude wurde auch eine unbekannte pflanzliche Säure isoliert, die man „Spiersäure" nannte. Sie wirkt zwar besonders gut gegen Schmerz und Fieber, gleichzeitig aber – in größeren Mengen – stark reizend auf die Magenschleimhaut. Die Chemiker verbanden sie mit Essigsäure. So entstand die azetylierte Spiersäure, die sehr gut verträglich und inzwischen eines der bekanntesten Medikamente ist. Weil der Name „Azetylierte Spiersäure" zu kompliziert war, verkürzte man ihn zu „Aspirin".

Für einen Tee nehmen Sie einen bis zwei Teelöffel der feingeschnittenen Pflanze und übergießen sie mit einem Viertelliter kochendem Wasser. Lassen Sie den Tee zehn Minuten ziehen! Nach dem Abseihen sollten Sie zweimal täglich eine Tasse schluckweise trinken. Bei Überdosierung kann es zu Magenbeschwerden und Übelkeit kommen!

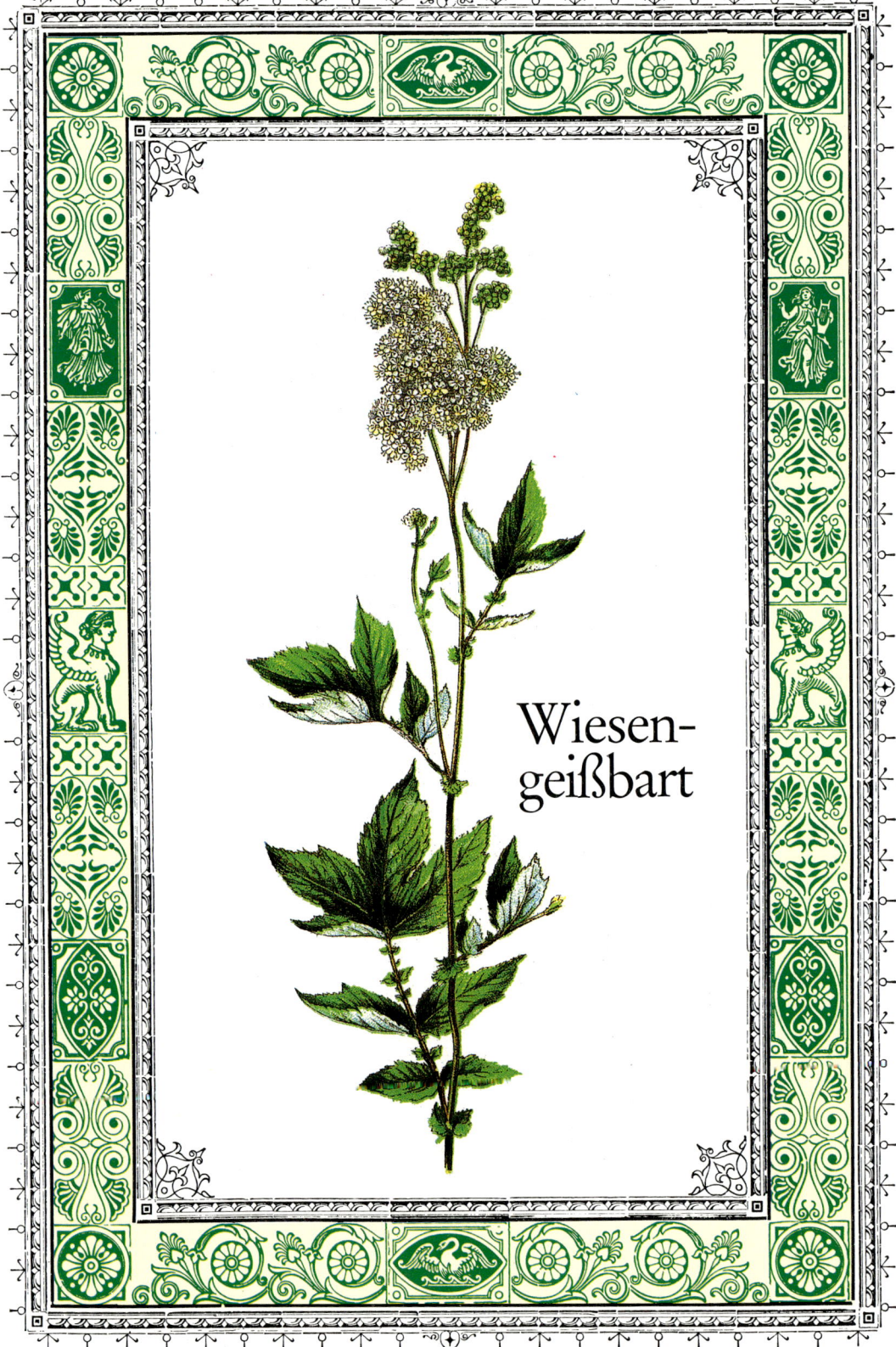

Wiesen-
geißbart

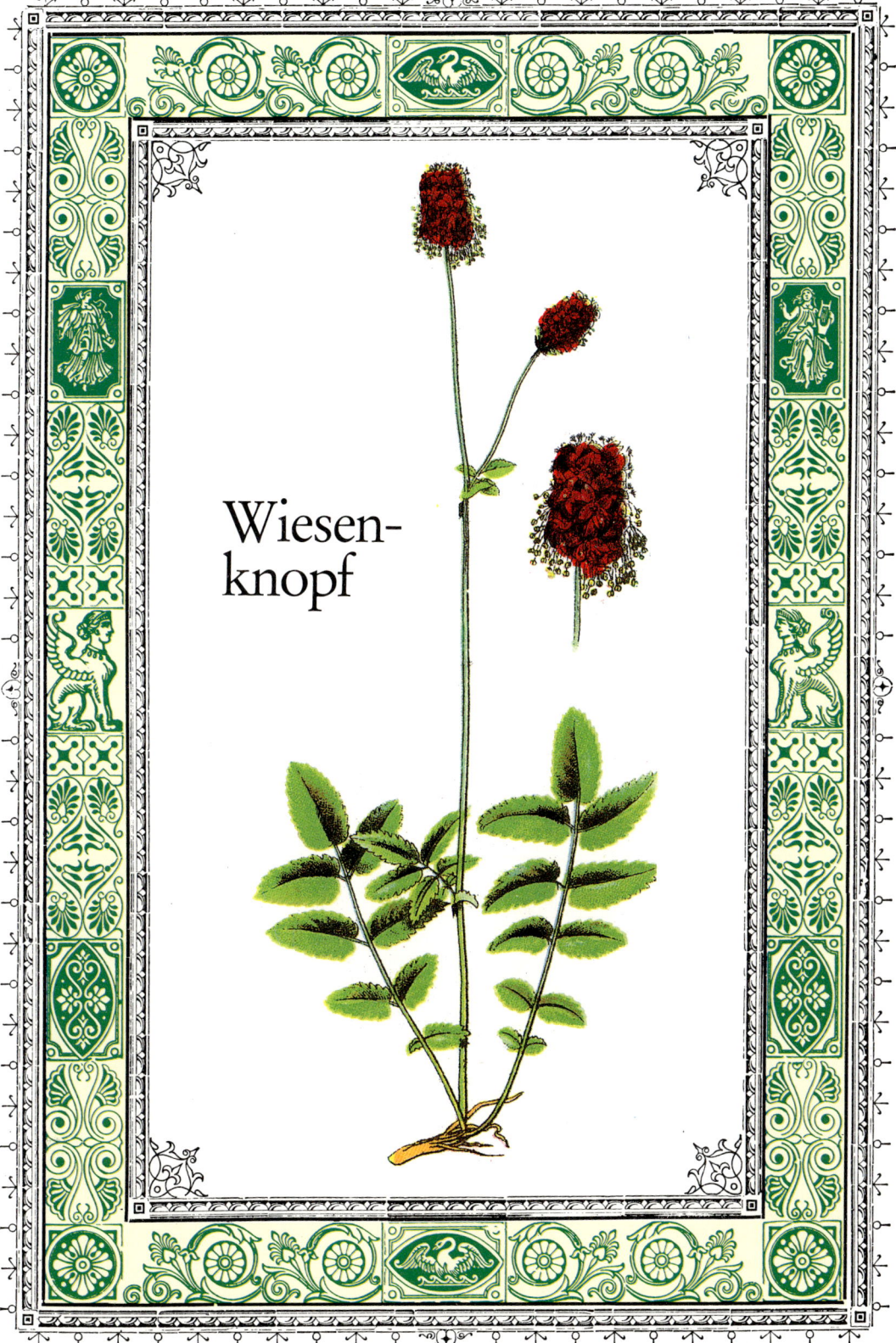

Wiesen-
knopf

Wiesenknopf

Sanguisorba officinalis

Der Wiesenknopf kommt, wie der Name sagt, auf Wiesen vor – zumal auf feuchten, saftigen. Der botanische Name „Sanguisorba" rührt von der roten Farbe der Blüten her; „sanguis" bedeutet „blutig". Der Wiesenknopf blüht im Juli und im August. Zu dieser Zeit wird das Kraut gesammelt. Die Wurzel gräbt man zeitig im Frühjahr oder im Spätherbst aus. Die medizinisch wirksamen Bestandteile der Pflanze sind Gerbstoffe und Saponine. Daneben enthält sie noch Flavone und Vitamin C. Daher wirkt der Wiesenknopf keimtötend, entzündungshemmend und leicht blutungsstillend. Er hilft sehr gut bei Entzündungen im Mund, im Rachen und am Zahnfleisch.

Für Mundspülungen übergießt man ein bis zwei Teelöffel der getrockneten Pflanze mit einem Viertelliter kochendem Wasser, bringt diese Flüssigkeit noch einmal zum Kochen und läßt dann zehn Minuten ziehen.

Ysop

Hyssopus officinalis

Die Heimat des Ysop sind die felsigen Heiden der Mittelmeerländer. Nach Deutschland kam er durch Kaiser Karl den Großen. Der empfahl in seiner „Capitulare de villis", der Verordnung zur Verwaltung seiner Güter, in den Gärten Ysop anzupflanzen. Aus diesen Gärten verbreitete sich die Pflanze in die freie Natur.

Der etwa 60 Zentimeter große Halbstrauch hat lebhaft blaue Blüten an aufrechten Zweigen. Die Blätter tragen zahlreiche kleine Öldrüsen. Blüten und Blätter werden im Juli und August gesammelt und vorsichtig – im Schatten – getrocknet.

Von der getrockneten zerkleinerten Pflanze nimmt man zwei Teelöffel, die man mit einem Viertelliter kaltem Wasser aufsetzt und zum Sieden bringt. Man läßt den Tee noch fünf Minuten ziehen und seiht ihn ab. Davon soll man täglich zwei Tassen trinken – das wirkt anregend auf die Drüsen des Verdauungsapparates.

Die Heilwirkung des Ysop nutzt man bei Magen- und Darmstörungen sowie zur Appetitanregung. Mit Honig gesüßter Ysop-Tee wirkt schleimlösend bei trockenem Husten.

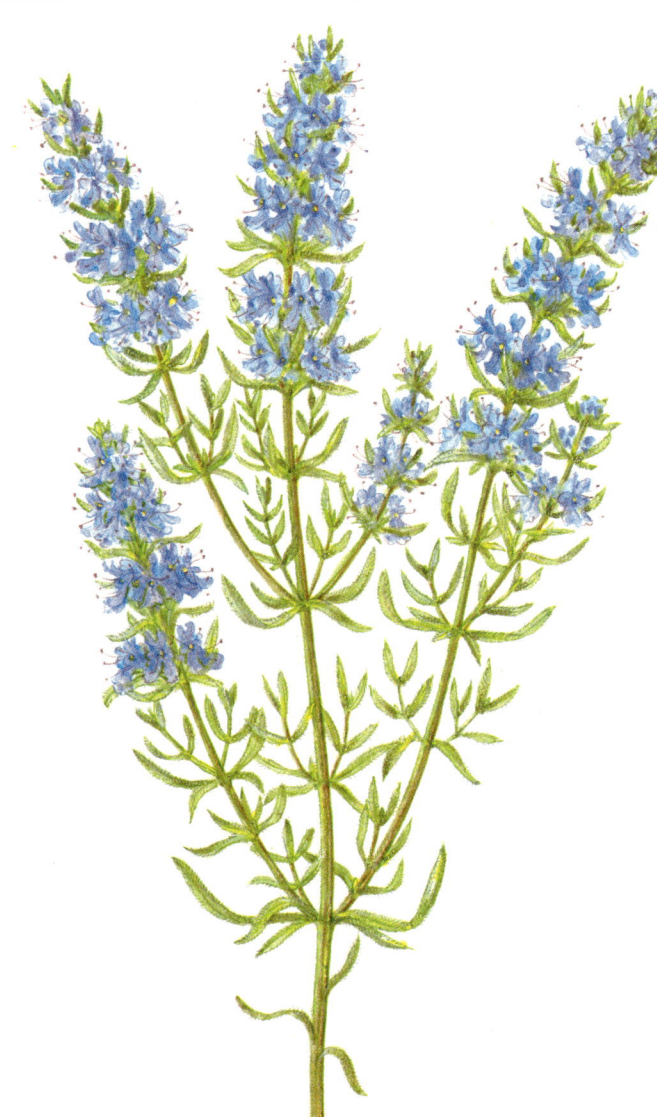

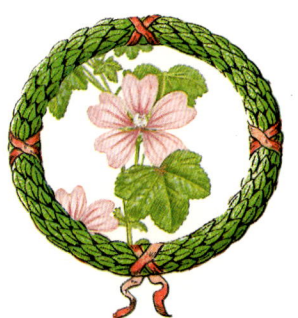